STEM

閱亮點

小病毒大疫症

著名科普作家

李偉才 著

擴闊 STEM 視野，創造未來

　　過去百多二百年來，人類的知識出現爆炸性的增長，而由此帶來的科技進步，令人類的生活水平不斷提升。

　　但另一方面，從大瘟疫到氣候危機、從環境污染到能源短缺、從糧食生產到淡水資源問題、從生態崩潰到大滅絕、從基因改造到生物倫理、從貧富懸殊到老齡化、從恐怖主義到難民潮、從霸權主義到專制主義、從金融壟斷到經濟動盪、從大數據到網絡監控、從人工智能到殺手機械人、從貿易戰、金融戰、信息戰到核戰的威脅……今天的世界正面臨著種種巨大的挑戰。

　　但正如著名科學作家艾薩克・阿西莫夫 (Isaac Asimov) 所說：「即使知識帶來了種種問題，無知卻不是解決問題的方法。」

　　不錯，要解決問題，單是知識並不足夠，我們需要的是智慧、愛心和勇氣 (儒家稱為「智、仁、勇」三達德)。可能大家都聽過：

- 數據不等於信息；
- 信息不等於知識；
- 知識不等於智慧。

但從另一個角度看，智慧是作出正確的抉擇，而正確的抉擇必須建基於正確的判斷，正確的判斷必須建基於正確的認識，而正確的認識必須來自嚴謹的科學探求。也就是說，科學和科學的應用（即科技）是解決世界當前問題的必要條件。

另一方面，物理學家開耳文（Lord Kelvin）則說：「若你能夠對所討論的事物作出量度並以數字來表示，你對這事物可說有點認識；相反，你若不能對它作出量度，並無法以數字來表示，表示你的認識只是十分膚淺而無法教人滿意。」伽利略（Galileo Galilei）更直截地說：「大自然這本書乃由數學的語言寫成。」故此數學是解開自然奧秘的鑰匙。

正是基於以上的信念，筆者與閱亮點合作，推出了《STEM視野》系列。這個系列與其他STEM讀物的最大不同之處，是除了強調基於嚴謹數據的堅實知識外，也強調縱深的歷史考察和宏觀的全球視野。我們深信，只有掌握了適當的視野，年輕人才可培養出所需的智慧，讓STEM（加上愛心和勇氣）為人類的福祉作出最大的貢獻。

序:「生物學世紀」的大課題

這本書的構思階段,正值「新冠病毒肺炎」導致全球大瘟疫爆發的初期。為了對瘟疫作出總結,本書最後定稿是2023年初。筆者撰寫這篇前言的2023年2月,肆虐全球三載的大瘟疫終於接近尾聲。

「天地不仁,以萬物為芻狗」,我們都知道,面對天災,人類是多麼渺小。但即使是特大的地震、海嘯、颱風、洪水……死亡的人數一般都介乎數千至數萬之間。2008年汶川地震的死亡人數近9萬,2004年的南亞海嘯是23萬,而1970年孟加拉的風災是50萬……這些都已經是匪夷所思的驚人數字。但按照世界衛生組織的統計,這次大瘟疫奪去的性命高達700萬,而世界更因此而接近停擺。顯然,大瘟疫這種天災的嚴重程度,超乎了一般人(特別在這次事件發生之前)的想像。

但這真的只是天災嗎?其間有沒有「人禍」的成分呢?而無論是天災還是人禍,我們是否已經汲取教訓,令我們能夠防止類似的情況重現?即使防止不了,也可以令我們面對往後的危機時處理得更好?

這本書的寫作目的，正是讓我們對這種「天災／人禍」有更深刻的了解。所謂「前事不忘，後事之師」，本書不但會回顧最近這次大瘟疫，也會回顧歷史上的一些大瘟疫。此外，我們更會全面考察傳染病背後的科學原理，以及對抗這些疾病的醫學發展和最新的技術應用。

有人曾經說，20世紀是物理學的世紀（核技術、太空船、電腦……），而21世紀將是生物學的世紀（基因工程、大腦科學……）。現在看來，這個「生物學世紀」的一大主題，將會是如何防止21世紀成為「大瘟疫世紀」！今天，除了力挽狂瀾防止氣候災劫和生態環境崩潰之外，應該沒有一個科學研究課題比這一個更重要的了。

目錄

88
大疫症肆虐全球

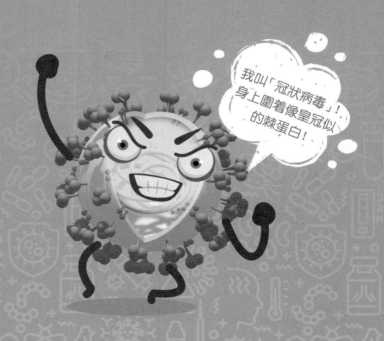

我叫「冠狀病毒」！身上圍着像皇冠似的棘蛋白！

2019年的大除夕，世界各地參與倒數迎接2020年來臨的人做夢也想不到，他們迎來的，竟然是一個「瘟疫年」。不出數月，全世界都因為一種肉眼看不見的病毒而接近「停擺」，而不少以為在科幻電影裡才會出現的情況，竟然一一在現實世界中發生：

社交距離
各大城市和省份實行「封關」，一些社區則實施「封區」，除了嚴禁不同家庭之間的任何交往，也只許每個家庭每日（甚至是每個星期）派一個人出外購買糧食和其他生活必需品。

LOCKDOWN

封關
不少國家實行「鎖國」（封鎖邊境），不但嚴禁外國人入境，也禁止本國的人出境，而身在海外的本國人也不准回國。

搶購潮
到處泛起口罩、消毒劑、廁紙、糧食等的搶購（最初甚至搶劫）浪潮。

隔離
不少染病或有可能帶有病毒的平民百姓被「強制隔離」，一些更被送到臨時興建的集中營舍，直至治癒及不帶病毒為止。

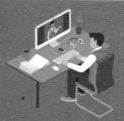

停工停課停大型娛樂

不少受疫症影響的地方要停工、停課；大量學生（包括不少剛升上小學、中學或大學的學生）足有兩年時間未能正式返校上過面授的課和經歷校園生活（較發達的國家惟有以網上授課取代）。

大量大型的社交、娛樂（如大型演唱會）和體育活動（包括風靡全球的美國NBA籃球賽）取消。

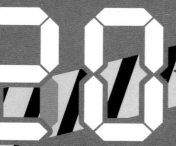

暫緩奧運

原定2020年夏天在東京舉行的奧林匹克運動會要延遲一年，而2021年的運動會則成為歷史上第一個「閉門」奧運會（沒有公開發售門票）。

關閉公共設施

大量圖書館、博物館（如羅浮宮）和主題公園（包括全球的迪士尼樂園）關閉。

旅遊停擺

全球的旅遊業陷於停頓。

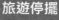

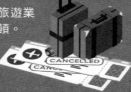

限聚令

各國政府皆發出限聚令，禁止多於某一人數（如20或50人以上，而最極端的只是4人）的集會；一些地區更曾經頒布宵禁（curfew，即由傍晚至翌日清晨不許任何人離家外出）。

大疫症肆虐全球

「2019冠狀病毒」

新冠肺炎疫情自爆發後，一些平時在郊野也難得一見的野生動物如野豬、鹿和熊等，竟然在某些城市的冷清街道上「招搖過市」。一些河道和港口，則迎來了罕見的水鳥甚至海豚。無怪乎有些人戲謔地說，人類以往習慣把一些野生動物捕捉，然後囚禁在動物園的鐵籠裡供人觀賞；如今則是我們被一種「卑微」的生物——病毒——所囚禁，然後任由野生動物觀賞……

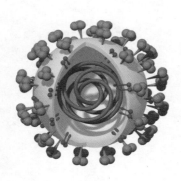

引致這場瘟疫的疾病被稱為「2019冠狀病毒病」（coronavirus disease 2019，簡稱COVID-19），又簡稱「新冠肺炎」。致病原是「嚴重急性呼吸系統綜合症冠狀病毒2」（severe acute respiratory syndrome coronavirus-2，縮寫為

SARS−CoV−2)。這個病的潛伏期可由1至14天不等,一些更可長達廿多天。感染者即使沒有發燒或僅有輕微感染跡象,也可以將病毒傳染給他人(隱性病患者),令防疫的工作十分困難。患者初期的症狀與流行性感冒相似,亦令患者、家屬甚至醫生很易誤判。

瘟疫爆發初期,由於沒有針對性的特效藥,只能夠採取「支緩性治療」(supportive therapy)方法,包括單株抗體「雞尾酒」療法(monoclonal antibodies cocktail)以及康復者血漿療法(convalescent plasma therapy),以及較重症時透過呼吸機 / 心肺機(ventilator)進行的「氧療」(oxygen therapy)等。

加速開發有效藥物

不用說,世界各國的醫療研究機構和大藥廠都為此竭力研發有效的治療藥物。但研發一種新藥物需要進行大量的臨床試驗,最快一般也需時3至5年。由於形勢嚴峻,美國的「食物及藥物管制局」(Food and Drug Administration,FDA,是國際公認的醫療審核權威)於2020年10月批准使用「瑞德西韋」(Remdesivir),一種原本用於醫治其他急性呼吸道疾病的抗病毒藥物。由於未經充分的臨床實證,世界衛生組織(世衛,World Health Organization,WHO,聯合國轄下機構)最初對此甚有保留。但在疫情危急的情況下,各國只能「各施各法」,

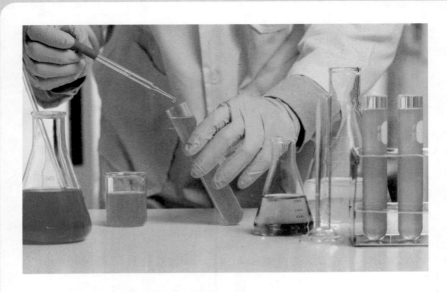

而無法等待最完美的科學論斷。

　　不久，美國藥廠輝瑞(Pfizer)研發出一種名叫為Paxlovid的新冠口服藥。2021年12月，在多番臨床試驗之後，FDA向這隻藥發出緊急使用授權。2022年4月，世衛發表聲明，強烈建議盡早向高風險患者(未接種疫苗的人、長者及免疫功能低的人)施用這隻藥物，並指出這是迄今最有效的醫療方法。自此，人類在對抗大瘟疫的道路上邁進一個新的階段。(由於藥費昂貴，受惠的大多限於富裕國家的人民。)

　　大瘟疫的初期，患者的平均死亡率約為2%，但長者和長期病患者則高得多。不少染病的人即使痊癒，仍會有不少後遺

症，醫學界稱之為「長新冠」(long COVID)。

爆發一年　病毒擴至南極洲

回顧有關的歷史，這場瘟疫起源於中國的武漢市。醫療紀錄顯示，最早的病例可追溯至 2019 年 11 月。12 月 31 日，中國政府宣布武漢市出現了多宗異常的肺炎。病毒究竟源於自然散播，還是如某些傳言，乃由研究生化武器的實驗室不慎外泄，迅即引起揣測和爭議。事有湊巧，美國作家迪安·雷·孔茨(Dean Ray Koontz) 在 1981 年發表了一本名叫《黑暗的眼睛》(*The Eyes of Darkness*) 的小說，其中描述人工改造病毒自武漢一個生化武器實驗室外泄，並引發了一場全球性大瘟疫。結果，西方流傳的類似指控 (也包括中國當局初期對疫情的隱瞞) 引發了一場外交風波。在一些西方國家 (特別是美國)，這更引發起白人對亞洲裔人士的仇恨和襲擊。

自 2020 年 1 月中，疫情陸續席捲到泰國、日本及韓國等鄰近國家，不久更蔓延至亞洲以外的美國西岸。月底，瘟疫在歐洲登陸。世衛在 2020 年月 1 月 30 日，宣布全球這次疫情已經成為「國際公共衛生緊急事件」(Public Health Emergency of International Concern)。

2020 年 2 月 29 日，世衛將疫情的全球風險級別提升至「非

常高」。3月，歐洲出現了嚴重的爆發。3月11日，世衛終於宣布這次瘟疫已經構成「全球大流行」（global pandemic）。一些學者認為，世衛反應過慢，是造成這次大流行的原因之一。

2020年12月，瘟疫擴散至南極洲。至此，全球無一大洲倖免。

至本書執筆的2023年2月初，全球感染新冠肺炎的總人數達7億5千多萬，而死亡人數則達680萬以上（由於中國的死亡數字難以確定，有估計這個數字可能高達800萬）。疫情最嚴重的國家是美國，死亡人數（至2023年1月底）接近114萬。其次是巴西和印度，死亡人數分別是70萬和53萬。其間，英國首相和美國、法國及巴西等的總統皆先後染病，幸好及後都痊癒。

清零 v.s. 與病毒共存

在中國，2020年2月是疫情的高峰期。由於採取了果斷和嚴厲的「封區」、「封城」、「封省」及邊境封鎖措施，疫情在3月慢慢緩和。之後的兩年多，雖然世界各國皆先後轉向「與病毒共

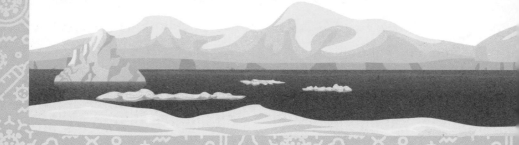

存」的政策，中國仍然堅持「清零」的嚴格社會管制措施，因此染病和死亡人數都處於偏低水平（特別以一個人口大國而言）。然而，2023年伊始，中國政府決定放棄「清零」而全面解封，全國的疫情一下子爆炸式地反彈。但官方宣布的統計數字被其他國家質疑，世衛也一度敦促中國政府在發放消息時必須更公開透明。

在香港，第一宗確診在2020年1月23日出現。至2023年2月7日，共錄得288萬個案，其中13,333人死亡。

留意各國政府統計的染病數字，只能視為實際數字的下限，因為不是所有人會把疫情上報。這種情況在2022年的下半年開始普及，這是因為當時的病毒變異株奧米克戎（Omicron BA.2）雖然傳染性極高，但它的「毒力」，即導致重症的機率不太高，再加上大部分人都已經擁有「群體免疫」（herd immunity）的能力，所以不少人不用求醫也可自行

康復，而為免麻煩，不少人都沒有將染病一事呈報。

在經濟方面，這次瘟疫導致自20世紀30年代的「大蕭條」(The Great Depression) 以來的最嚴重全球經濟衰退。瘟疫爆發不久，大量飛機航班被取消，全球旅遊業陷於停頓；全球產業的供應鏈 (supply chain) 亦一度斷裂，國際貿易量大減。

Ⓢ 聚焦科學
如何與西班牙流感做比較？

若與1918至19年的「西班牙流感」(Spanish flu，實源自美國) 比較，當年估計的染病人數達5億，而死亡人數則高達5,000萬。再考慮到當時的全球人口只有18億，而今天是80億，那一次的嚴重程度顯然較今次高出很多。

可是另一方面，在經歷了逾半世紀的「全球化」(globalization) 浪潮之後，今天世界各國在社會和經濟上相互依存的緊密程度 (能源、糧食、消費品、金融、旅遊，以至學術文化交流等) 與一個世紀前有天淵之別。結果是，全球秩序大受影響。

還有我們不要忘記，今天醫療技術的先進，較20世紀初的不可同日而語。可以設想，假如這趟瘟疫發生在1918年，死亡人數會是今天的很多倍。

由此可見，進行比較並非單純把兩個對象的相同點與不同點羅列出來，而更要考慮環境因素、歷史脈絡、評論者的立場，甚至數據的真偽，並結合自己的知識去推論，才算是符合科學思維呢。

誘發全球經濟衰退

　　由於消費萎縮、股市崩盤、企業倒閉、失業率上升⋯⋯美國聯邦儲備局 (U.S. Federal Reserve Bureau) 要好像「2008全球金融海嘯」之後，再次把利息減至接近零的水平，並且好像12年前，推出了總值7000億美元的「量化寬鬆」(quantitative easing，大量發行貨幣，俗稱「印鈔」) 以「救市」；美國總統拜登 (Joe Biden) 於2021年上任後，更於3月推出了近2兆美元的經濟援助計劃。(如何理解2兆這個超級天文數字？1兆等於1萬億，而銀河系中的恆星數目約為3000億。) 其餘各國只要有能力的，也推出了類似的政策以挽救經濟。

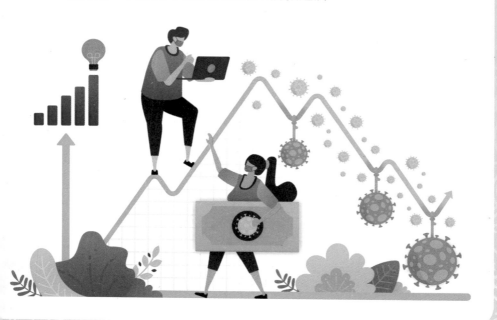

比較2019年中期與2020年中期的國民生產總值（Gross National Product, GDP），除了中國錄得 3.2% 的正增長外，其他主要經濟體都是負增長：美國是 –9.1%、日本是 –9.9%、德國是 –11.3%、法國是 –18.9%、英國是 –21.7%，而印度則達 –23.9%。正如任何經濟衰退的時期，首當其衝的都是社會的基層，在失業和開工不足的情況下，無數家庭都在苦困中掙扎求存。

　　2020年起，各國爭相研發預防「新冠肺炎」的疫苗。2021年伊始，隨著多種疫苗面世，多國政府開始推展全民接種計劃，而不少地方則推行「疫苗通行證」（vaccine certificate）制度以限制未有接種疫苗人士的活動。至本書付印前的2023年初，一些專家估計大瘟疫終於接近尾聲，但這並不表示新冠病毒會完全消失，而是指人類已大致上可以和病毒共存，而新冠肺炎成為了好像流行性感冒般的「風土病」（endemic disease）。

82

生物分類
知多少？

我叫「流感病毒」，
有A、B、C、D
四個類型。

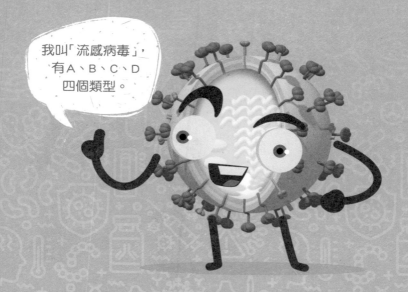

82

生物分類知多少？

我們為什麼會生病？

科學研究顯示，人類生病的原因大致可以分為「內因」(endogenous causes) 和「外因」(exogenous causes) 兩大類。之所以說「大致」，是因為兩種原因間中會有重疊。

追蹤生病的原因

讓我們先看內因，這包括了所有遺傳病 (hereditary diseases) 和身體機能衰退的疾病 (degenerative diseases，俗語所謂「年紀大、機器壞」)，也包括

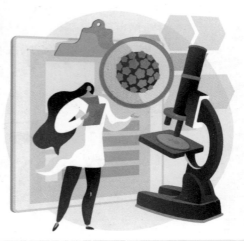

某些類型的癌症 (cancers，又稱腫瘤)。

在外因方面，則可分為「非生物性致病原」和「生物性致病原」兩大類。

就前者而言，所有由工業污染物 (空氣污染、非生物性水源污染、重金屬污染等) 以及因高能輻射 (可以是人為的，如核泄漏；也可以是自然的，如陽光中的紫外線) 所引致的疾病都屬這類。生活上的不良習慣也可帶來各種疾病，例如吸煙引致肺癌、進食過量高脂食物和缺少運動導致心血管病等。

至於第二類由生物病原體 (pathogen) 引致的「外因病」，正是本書的主題。要了解這些病原體的性質，我們首先要了解地球上的生物是如何劃分的。

在生物分類學 (taxonomy) 之下，科學家把地球上的生命分為以下8個層次：「域 (Domain)、界 (Kingdom)、門 (Phylum)、綱 (Class)、目 (Order)、科 (Family)、屬 (Genus)、種 (Species)」，其間也可細分為「亞門」、「亞綱」、「超目」、「超科」等。留意這個系統於18世紀建立時沒有「域」的劃分，這是20世紀的科學家所增設的。

現在讓我們逐一看看：

生命的8個層次

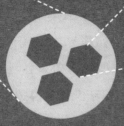

🔷 1 域 Domain

最新的劃分包括了5個域：1 普利昂（病原性蛋白）域（Prionabiota）、2 病毒域（Virusobiota）、3 古菌域（Archaea）、4 細菌域（Bacteria）和 5 真核域（Eukarya）。前兩者屬於非細胞生物，而後三者屬於細胞生物。古菌和細菌皆屬沒有細胞核（nucleus）的「原核細胞」（prokaryote）生物，而所有多細胞生物（multi-cellular organisms）包括人類，都由真核細胞（eukaryote）所組成。

⚪ 2 界 Kingdom

真核域之下一般分為4個界：原生生物界（Protista）、真菌界（Fungi）、植物界（Plantae）和動物界（Animalia）。植物可以透過光合作用（photosynthesis）自己製造食物而動物則不可；至於我們日常所吃的菌類（如冬菇、蘑菇）既不是植物也不是動物，而是真菌（fungus）。

⬡ 3 門 Phylum

每個「界」之下都包括眾多的「門」（phyla），例如海綿所屬的「多孔門」、昆蟲和蝦蟹所屬的「節肢門」、蝸牛和八爪魚所屬的「軟體門」、貝殼類所屬的「腕足門」、海星、海膽、海參所屬的「棘皮門」，以及魚類、鳥類、爬行類所屬是「脊索門」（Chordata）等。人類屬於「脊索門」下的「脊椎亞門」（subphylum Vertebrata）。

4 綱 Class

包括「昆蟲綱」（Insecta）、以及同屬「脊椎亞門」的「魚綱」（Pisces）、「兩棲綱」（Amphibia）、「爬行綱」（Reptilia）、鳥綱（Aves）和「哺乳綱」（Mammalia）。不用說人類屬於哺乳綱。

7 屬 Genus

例如同屬「人科」的猩猩屬（Pongo）、大猩猩屬（Gorilla）和黑猩猩屬（Pan）；人類屬於「人屬」（Homo）。

5 目 Order

哺乳綱之下包括眾多的「目」，例如包括了牛、羊、鹿、駱駝的「偶蹄目」、包括了馬和犀牛的「奇蹄目」、包括了獅、虎、豹、貓、犬等的「食肉目」（Carnivora）、包括了老鼠、葵鼠和松鼠的「嚙齒目」（Rodentia）、包括了鯨和海豚的「鯨目」（Cetacea）等。而人類則屬於靈長目（Primate）。

6 科 Family

例如同屬「食肉目」的「犬科」（Canidae）、「貓科」（Felidae）和熊科（Ursidae）；人類則屬於靈長目之下的「人科」（Hominidae）。

8 種 Species

例如同屬「人屬」但已經滅絕的「能人」（Homo habilis）、「匠人」（Homo ergaster）和「直立人」（Homo erectus），以及唯一生存的「智人」種（Homo sapiens）。

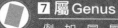
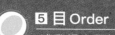

看看這些地球裏棲息的伙伴，牠們在生物分類系統會怎麼走吧！

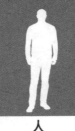

	人	黑猩猩
種 Species	智人種	黑猩猩種
屬 Genus	人屬	黑猩猩屬
科 Family	人科	
目 Order	靈長目	
綱 Class		
門 Phylum		
界 Kingdom		
域 Domain		

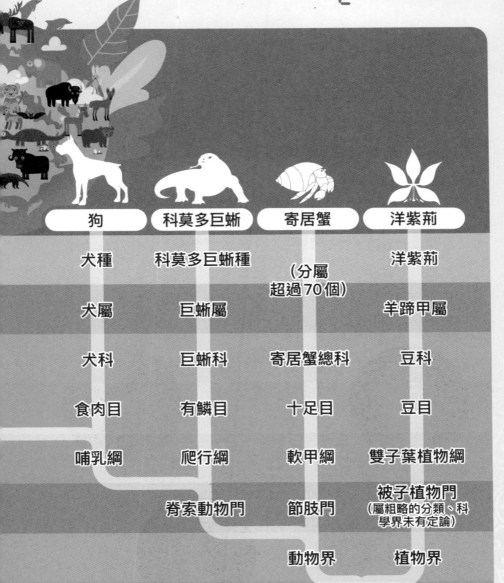

狗	科莫多巨蜥	寄居蟹	洋紫荊
犬種	科莫多巨蜥種	（分屬 超過70個）	洋紫荊
犬屬	巨蜥屬		羊蹄甲屬
犬科	巨蜥科	寄居蟹總科	豆科
食肉目	有鱗目	十足目	豆目
哺乳綱	爬行綱	軟甲綱	雙子葉植物綱
	脊索動物門	節肢門	被子植物門 （屬粗略的分類、科學界未有定論）
		動物界	植物界

真核域

地球料有上千萬種生物

按照科學家的推斷，地球上有數百萬種（一些估計是超過1,000萬種）不同的生物，學術上牠們都是這樣命名的。例如大腸桿菌是一種十分常見的細菌，牠的學名是 *Escherichia coli*，前者是牠的「屬」名稱 *Escherichia*，後者是牠的「種」(species) 名稱 *coli*。（為了方便，往往簡寫為 *E. coli*）

讓我們回到生物病原體方面。雖然牠們可以包括好像能夠寄生人體的蛔蟲 (round worm)、條蟲 (tape worm) 等肉眼可見的生物，但我們更關心的，是那些肉眼看不見（因此也更難應付）的微生物 (microbes)。這些微生物包括：

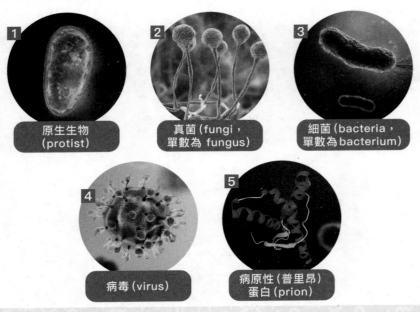

1 原生生物 (protist)

2 真菌 (fungi，單數為 fungus)

3 細菌 (bacteria，單數為 bacterium)

4 病毒 (virus)

5 病原性（普里昂）蛋白 (prion)

病毒必須寄生宿主

正如上文所述，以上前三者屬細胞生物，後兩者屬非細胞生物。事實上，由於病毒只擁有核酸 (nucleic acids) 而沒有蛋白質 (proteins)，所以必須寄生於其他細胞內才能繁殖，一些科學家認為牠 (它) 們算不上生物。至於只有蛋白質而沒有核酸的普里昂蛋白，則有更多的科學家不願意把它們歸類為生物。

我們是否稱它們為「生物」，只是個定義的問題，但它們導致的疾病卻是真實和可怕的。由於這些病會由患者傳染到其他人身上，所以統稱為傳染病 (infectious diseases，或是 contagious diseases)。

如果這些病出現了大規模的傳播，我們稱之為「瘟疫」(epidemic)，如果傳播範圍更大，便是「大瘟疫」(pandemic)。另一方面，如果某一種傳染病在一個社群中長久存在 (當然這個病的致命程度不能太高)，我們會稱它為「地方性流行病」或「風土病」(endemic)。

最近期的大瘟疫，當然是2020/21年席捲全球的「新冠病毒肺炎」(coronavirus pneumonia 2019，普遍稱 COVID-19 pandemic)。非洲一些地方的瘧疾 (malaria) 和黃熱病 (yellow fever)，則是風土病的例子。

判斷是否同一物種的標準

生物分類系統是瑞典生物學家林耐（Carl Linnaeus）於1758年創立的。留意名稱都來自拉丁文，且有特定格式：生物種類（物種）的全名，乃由「屬」（頭一個字母需以大階繕寫）和「種」（不用大階）兩個層次組成，並以斜體字型顯示。以現代人為例子，他的「屬」是 *Homo*（人科）而「種」是 *sapiens*（智人種），所以現代人的學名是「人屬智人種」（*Homo sapiens*），簡稱「智人」或「現代型智人」。

還要留意的是，「種」（species）既是分類系統中的一個層次，但也是不同生物種類的一個統稱。達爾文的名著便稱為 *On the Origin of Species*，中文譯《物種起源》。

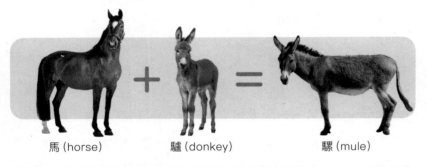

馬（horse）　　　　驢（donkey）　　　　騾（mule）

如何斷定兩類生物屬不同物種？判斷的準則是牠們的雌、雄個體若是交配，生下的子女是可以繼續繁衍（fertile）還是不育（sterile）。例如馬（horse）和驢（donkey）之間雖然可以交配而誕下騾（mule）這種動物，但騾是不育的，所以馬和驢屬於不同物種。相反，人類飼養的家犬雖然在形態上可以差別很大，但牠們交配所產生的後代是可以繁衍的，所以所有家犬都屬於同一個物種。

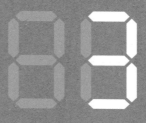

傳染病哪裏來？

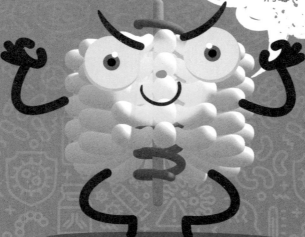

83

傳染病哪裏來？

在這一章，我們將會看看不同生物致病原所引發的各種疾病。

致病原①：原生生物

原生生物 (protist) 可分為「原生植物」和「原生動物」，海洋中的浮游生物 (plankton) 不少屬原生植物 (約佔20%)，牠們對維持大氣層中的「氧循環」(oxygen cycle) 起著至關重要的作用。

但在人類致病原方面，重要的是各種原生動物 (protozoa)，因為牠們一部分會進入人體成為寄生蟲 (parasites)，從而導致各種疾病。

其中一種疾病，是熱帶地方 (特別是非洲中部) 十分普遍的瘧疾，它由一種叫瘧原蟲 (*Plasmodium*) 的寄生蟲所引起，並由

蚊叮（瘧疾蚊 Anopheles gambiae）所傳播。在非洲，瘧疾是各種疾病中的第一號殺手。今天，如能及早治療，瘧疾是可以痊癒的。長久以來，瘧疾疫苗猶未問世，最新研發的一種仍未廣泛使用。假如要前往瘧疾肆虐的地方，我們可以預先吃藥以減低感染風險，但保護作用並非100%。

另外一種原生動物引致的病是恰加斯病（Chagas disease），又稱為南美錐蟲病（American trypanosomiasis），致病原是克氏錐蟲（*Trypanosoma cruzi*）。

大家有聽過「渴睡症」（sleeping sickness）嗎？它的正式名稱是非洲錐蟲病（African trypanosomiasis，又稱昏睡病或嗜睡病），病原是布氏錐蟲（*Trypanosoma brucei*），並由一種叫舌蠅（tsetse fly，又稱采采蠅）的昆蟲所傳播。

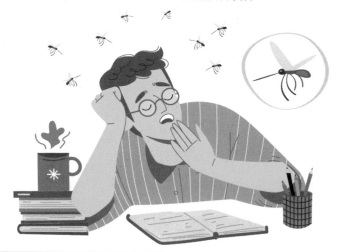

一種會導致失明的疾病是蟠尾絲蟲症 (onchocerciasis)，俗稱「河盲症」(River blindness)，它由一種吸血的「黑蠅」(black fly) 所傳播，是繼沙眼 (trachoma) 之後第二大導致失明的疾病。

對於居住在大城市的我們，上述的疾病好像十分罕見和遙遠，但對於數以億計住在第三世界熱帶地方的人民，這些疾病皆十分切身和可怕。

變形蟲 (amoeba) 和草履蟲 (paramecium) 是兩種在熱帶以外較常見的單細胞原生動物。牠們大部分時間都對人體無害，但某些變形蟲會偶然對人體造成嚴重的傷害。一個較著名的例子，是香港電視廣播有限公司 (TVB) 的總經理余經緯，於1976年因變形蟲感染 (猜測是因為在印度吃了魚生) 病逝。

致病原②：真菌

說出來有點嘔心，但筆者請大家想想：黑松露 (truffle) 和「香港腳」之間有什麼關係呢？答案是兩者都跟真菌 (fungus) 有關。什麼是真菌？原來很多人愛吃的冬菇和蘑菇、被認為有神奇療效的靈芝、麵包放得太久出現的黴菌 (又稱霉)、相機鏡頭上面那些惱人的霉圈，還有上述的黑松露菌，都是不同種類的真菌。

　　真菌既不是動物也不是植物，植物懂得進行光合作用來自己製造食物，但真菌則要依附在其他有機物體之上，並吸取牠們的養分。麵包上的霉是一個例子。我們在郊外旅行時，偶然會見到附生大樹的菌類，則是另一個例子。

　　不少真菌是疾病的源頭。方才說的「香港腳」（香港人的俗稱，真正的名稱是足癬 Tinea pedis ，英文俗稱 Athlete's foot）以及其他如灰甲、皮膚癬等，是其中屬於較輕微的疾病。但不幸眼角膜受到真菌感染而未及時治療的話，有機會永久失明。

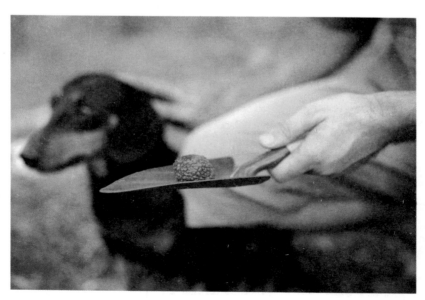

不少「松露獵人」會訓練小狗，幫忙深入森林尋找松露。

真菌帶來最大的危害，是牠會侵害各種農作物，導致糧食失收，嚴重的更會導致饑荒。其中最嚴重的一次，發生在19世紀中葉的愛爾蘭，由於當時的人極度依賴由南美洲引入的馬鈴薯作為主糧，一次真菌感染（稱為Potato Blight）導致嚴重的失收

Ⓢ 聚焦科學
「發霉」隱藏的危機

在日常生活中，不少人以為麵包發了霉，只要把發霉的部分切掉便可進食，這是大錯特錯的。原因在於我們看到的霉只是表面的一層，霉菌的「菌絲」（mycelium）大多已經延伸至麵包的其他部分。我們吃下去，菌絲含有的黴菌毒素（mycotoxin）會有損我們的健康。如果其中含有黃麴黴素（aflatoxin），更會帶來患癌的風險。

至於好像冬菇、蘑菇等菌類，因為含有豐富的蛋白質、礦物質和維他命，而且種植時無需陽光，故不需佔用大量土地，所以是一種十分值得提倡的健康食品。但有一點大家不可不知，就是不少菌類是有

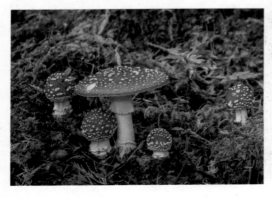

毒的。無論在外國還是香港，偶然會有人因為進食郊外採摘的野菌而中毒身亡。一些人說只是七彩斑斕的菇菇才有毒，外貌平庸的會安全，這種說法並不正確，大家千萬不要誤信。

和饑荒，短短幾年內餓死和病死了100萬人，另外100萬人逃離家園。美國很多愛爾蘭移民就是那時過去的。

不要以為這是陳年的歷史，即使到了今天，農作物爆發真菌感染，仍是一個令人憂慮的問題。近年來，穀類作物（特別是小麥）出現的「稈銹病」（stem rust），已經為一些地區帶來衝擊。研發具針對性的有效殺菌劑（fungicide），成為了全球農學家的一項當務之急。

致病原③：細菌

請看看你的手臂，即使你覺得十分乾淨，科學家告訴我們，平均每平方厘米的皮膚之上，實有數以萬計的細菌在活動。如果這還不夠令你心底發毛，這些科學家還指出，假如我們擁有超級魔法，把真正屬於我們身體的細胞全部變走，那麼會有一剎那，半空中有一個「人形細菌殼」，而殼的內部，也有無數原本住在我們腸臟的細菌。當然，這些細菌都是我們肉眼所看不見的。

一微米（micron）是百萬分之一米，即一毫米的千分之一。一般細菌的大小是0.2至10微米，例如最普遍的大腸桿菌便粗約1.5微米、長約6微米，觀測牠們必須動用顯微鏡（microscope）。細菌微小卻絕對不是「微不足道」，按照科學家

的估計，若以重量計，地球上有六成生物是細菌。

不但如此，這些無處不在的細菌，對整個地球生態起著極其重要的作用，其中包括生物體的分解、生物養分的循環、以及各種氣體的交換（特別是氮的循環）等等。沒有了細菌，地球的生物圈（biosphere）將會轟然倒下。

早於1676年，荷蘭科學家安東尼‧范‧列文虎克（Antonie van Leeuwenhoek）便已透過顯微鏡發現細菌。但人類對細菌與疾病關係的深入研究，則要到19世紀才突飛猛進。其中最重要的發展在1858年，法國科學家巴斯德（Louis Pasteur）以實驗證明食物之會腐爛，是因為在空氣飄浮的細菌所致。他更由此提出有關疾病起源的「病菌學說」（germ theory of disease），成為了人類對抗疾病的一個里程碑。而微生物學（microbiology）的研究亦從這時開始。

食物消毒法面世了！

巴氏更指出，只要將食物加熱（一般至攝氏72℃／華氏162℉並維持15秒已很足夠）然後立刻密封，食物便可以保存很久，不會變壞。為了紀念他的貢獻，後世將加熱消毒稱為「巴斯德消毒法」（Pasteurisation）。今天，鮮奶商品的包裝上，都會印有「pasteurised」這個字。

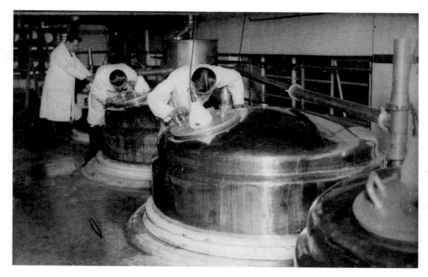

1900 年代，英國倫敦一家牛奶廠擁有據稱世上最大的巴氏消毒罐。

致病的細菌我們稱為病菌，但不是所有細菌都會致病的，一些不致病的細菌甚至已經跟人類達成一種「共生」（symbiosis）關係而和平共處，例如我們腸臟的大腸桿菌（E.coli）便是。一些細菌如乳桿菌（lactobacillus）更被認為有益健康，故被稱為「益生菌」（probiotics）。由於乳酪（yogurt，又稱酸奶）含有大量乳桿菌，所以被不少人視為有助食物消化和吸收的健康飲品。

科學家估計，地球上的細菌品種在百萬以上，而致病的有數千種。但在這些病菌中，只有不足 1% 可以在實驗室培植和作長期研究。不用說這對微生物學家和醫學界帶來很大的挑戰。

細菌引起的疾病

　　我們可以按不同的標準將細菌分類，最常見的是「厭氧」(anaerobic) 和「喜氧」(aerobic)；或是「自養」(autotroph) 和「異養」(heterotroph)。若以形狀來劃分，大致可分為：

 桿狀 (bacilli)

 球狀 (cocci)

 螺旋狀 (spirilla)

 較長和可以扭動的螺旋體 (spirochete)

 弧狀 (vibrios)

以下便讓我們看看不同細菌所引起的主要疾病。

 霍亂弧菌 (*Vibrio cholerae*)

引致**霍亂 (cholera)**，腹瀉至嚴重脫水是死亡的主因。

 立克次氏體 (*Rickettsia*)

這是寄主多為節肢動物的一種微生物，是**斑疹傷寒 (typhus)** 的元兇。

 肺炎鏈球菌 (*Streptococcus pneumoniae*)

肺炎 (pneumonia) 可以由多種原因引致，若是細菌性感染，病原體主要為肺炎鏈球菌；由於老弱人士患病後死亡率很高，所以被稱為「長者病」。

厭氧

 梅毒螺旋體 (*Treponema pallidum*)

引起**梅毒 (syphilis)**；一種由性接觸傳染的疾病，原來只限於美洲，哥倫布之後被傳播至世界各地。

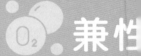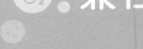 兼性

 腸道沙門氏菌 (*Salmonella enterica*)

引致**傷寒 (typhoid)**，又稱為腸熱症。

結核桿菌 (*Mycobacterium tuberculosis*)

引起**結核病**(tuberculosis)，因往往感染肺部，所以又稱肺結核，俗稱肺癆、患者往往在咳嗽時大量吐血。

 麻瘋桿菌 (*Mycobacterium leprae*)

引起**麻瘋病**(leprosy)，又稱（漢生病 Hansen's disease）。

 喜氧

 腦膜炎雙球菌 (*Neisseria meningitidis*)

腦膜炎(meningitis) 的成因可以有很多，若屬細胞性感染，主要是腦膜炎雙球菌。

 炭疽桿菌 (*Bacillus anthracis*)

引起**炭疽病**(anthrax)，由於這種病菌易於培植，在近代的戰爭中多次被用作「生物武器」。

 痢疾桿菌 (*Shigella*)

引致**痢疾**(dysentery)；這種疾病也可以由一種變形蟲引起。

 淋病雙球菌 (*Neisseria gonorrhoeae*)

所導致的**淋病**(gonorrhea) 是一種由性接觸傳染的疾病。

 鼠疫桿菌 (*Yersinia pestis*)

引致**鼠疫**(plague)；留意英文中的plague 也可廣義地指任何瘟疫。

 厭氧

 白喉桿菌 (*Corynebacterium diphtheriae*)

引致**白喉**(diphtheria)。

 伯氏疏螺旋體 (*Borrelia burgdorferi*)

引致**萊姆病**(Lyme's disease)

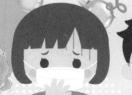
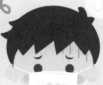
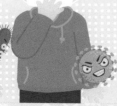

造成食物中毒的兇手

此外，不同的細菌（以及病毒）皆可以引至腸胃炎（gastroenteritis）和腹瀉（diarrhea）。細菌性食物中毒（bacterial food poisoning）之中，最常見的罪魁禍首包括金黃葡萄球菌（*Staphylococcus aureus*）、沙門氏菌（*Salmonella*）、大腸桿菌（*E. coli*）和李斯特菌（*Listeria monocytogenes*）等。

因篇幅關係，我們無法詳細描述上述疾病的傳播途徑、病徵、死亡率，以及即使死裡逃生的各種後遺症。在下一章，我們將會選擇性地描述，其中某幾種疾病曾為人類帶來的苦難和對歷史的重大影響。

自從人類於20世紀上半葉發明了抗生素（antibiotics）以來，人類對病菌的作戰已經取得關鍵的勝利。然而，由於抗生素在過去數十年來的過度使用，不少病菌已經出現「耐藥性」（drug resistance）而不受控制。這是現代醫學的一大隱憂。

但總的來說，在傳染病的領域，今天醫學界的主要戰線，是如何對抗各種由病毒帶來的疾病。

致病原④：病毒

病毒是較細菌還要小得多的病原體。大家也許還記得，細菌的大小一般以微米為量度單位，但病毒的大小則是納米（nanometer，又譯作奈米），一般由10多納米到數百納米不等。

一納米有多長？它是一微米的千分之一，即等於10億分之一米。由於它無法被一般的光學顯微鏡所觀測，所以要到19世紀末才被發現。

發明電子顯微鏡　讓病毒現身

19世紀末，科學家在研究煙草的一種感染時，發現即使把研磨粉碎的煙葉和葉汁通過一個可以過濾細菌的陶瓷過濾器，葉汁仍然可以令其他煙草受到感染。他們得出的結論是，世上原來還有比細菌還要微小得多的一種病原體，他們當時稱為「過濾性病毒」，我們今天則簡稱病毒（virus）。而「菸草鑲

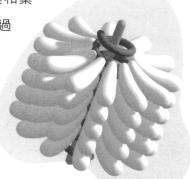

菸草鑲嵌病毒

嵌病毒」（Tobacco mosaic virus）便成為了人類發現的第一種病毒。（但病毒的「廬山真面目」，則有待20世紀30年代末，人類發明了電子顯微鏡之後才被揭露。）

我們之前指出，病毒是一種非細菌的生物。它主要由脫氧核醣核酸（deoxyribonucleic acid，一般縮寫為DNA）所組成，外面則由一層薄薄的蛋白質保護。它們無法自我繁殖，而必須在入侵了一個「宿主」（host）—例如一頭黑猩猩—的細胞之後，借用細胞的功能來繁殖。之後它們可能「破繭而出」將宿主細胞（host cell）殺死，然後侵略其他細胞；也可能隨著宿主細胞的分裂而不斷繁殖。但無論如何，受感染的細胞—以至其所屬的生物—會出現病變，病毒便是這樣致病的。

DNA是生物遺傳基因（genes）的物質基礎。人類的基因組（genome）中約有3萬個基因。細菌的基因數目則少得多，一般只有數千個（例如 E. coli 有4000個）。病毒擁有的基因更少，一般只有數十至百多個。

基因數量決定變種速度

正由於這種差異，基因突變（genetic mutations，可在核酸複製過程中產生，也可以源自外來因素）對病毒形態的影響較細菌的大得多。結果是，病毒出現變種（variant strains）的速

度和頻密度較細菌的快。不用說，這對於我們防範和治療病毒而引起的疾病帶來了巨大的挑戰。

我們看過，細菌不一定是病菌，而不少可以跟我們並存。但由於病毒的獨特生存策略，它們一旦進入人體，幾乎必定引致疾病。不要忘記的是，抗生素只能對付細菌帶來的疾病，對病毒並無作用。以下，就讓我們看看病毒引起的一些主要疾病。

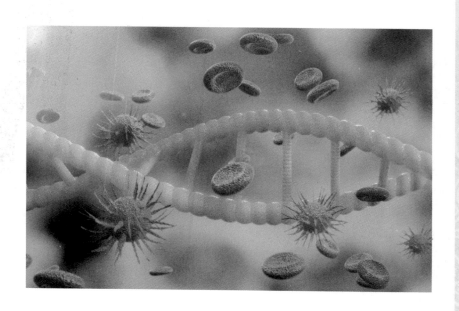

病毒引致主要疾病

01 傷風 common cold

我們一生中最多感染的疾病，正是病毒引起的。傷風主要徵狀是打噴嚏、鼻塞和流鼻涕。雖然絕大部分情況下，病人能自然痊癒，但由於引致傷風的病毒有百多種，醫學界至今未有研發出醫治傷風的特效藥，更沒有研製出預防傷風的疫苗。

02 感冒 influenza，簡稱 flu

很易和傷風混淆的疾病（特別在發病之初），但感冒的症狀除了打噴嚏、流鼻水和咳嗽外，還包括喉痛、發燒、頭痛、周身骨痛等。留意這個病可以由多種病毒引起，例如感冒病毒（influenza virus）、副流感病毒（parainfluenza virus）、腺病毒（adenovirus）等。感染一般限於上呼吸道而不及至肺部，健康的成年人一般 4 至 5 天便會痊癒（特別在多飲水多休息的調養下）。幼兒、老人和長期病患者屬高危群組，若感染達至肺部，有機會導致肺炎與死亡。研究顯示，每年人口中會有 5 至 15% 患上感冒，涉及的社會成本（無法上班工作、醫療開支等）是非常龐大的。

03 流行性（季節性）感冒 seasonal flu

簡稱「流感」，基本上等同感冒，不過是隨著季節應時而生的「嚴重版」。各國政府為了保護人民健康，每年都會推動「流感疫苗」接種計劃（特別針對長者），但由於流感病毒會不停變種，所以疫苗亦要不停更新，亦即只接種一次沒有永久保護作用，而必須年年接種。按照病毒的種類，流感可以分為甲、乙、丙等多個類型，其中以甲型（致病病毒是 H1N1 和 H3N2）最為危險。

04 瘟疫性流感 flu epidemic

過去二三百年，每隔數十年便可能出現規模龐大而且死亡率高的流感爆發。20世紀的爆發包括了1918年的「西班牙流感」（Spanish flu）、1957年的「亞洲流感」（Asian flu）、1968年的「香港流感」（Hong Kong flu）、和1977年「俄國流感」（Russian flu）。

05 禽流感 avian flu，又稱 bird flu

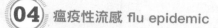

感冒病毒不但可以入侵人體，不同類型的病毒亦可感染其他動物如禽鳥、豬、犬、馬等。早於19世紀，西方已有禽鳥因瘟疫而大批死亡的記載。但禽鳥間流傳的病毒感染人類的最早個案，發生於1997年的香港。這種由H5N1病毒引發的「禽流感」，最終蔓延至數十個國家。由於這個病在染病後的死亡率非常高（達50至60%），而雀鳥可以飛越國界，儼然「到處播毒」，所以一度引起全球恐慌。幸好這個病的「人傳人」的機會偏低，最後全球死亡的人數在一千之內，但估計高達數千萬隻家禽因此被滅殺，而更多的野生雀鳥染病死亡。之後的2005年也出現了短暫的爆發，但規模較小。

06 豬流感 swine flu

影響豬隻的感冒存在已久，但相關的H1N1病毒感染人類，則始於2009年的墨西哥。這次的疫情較禽流感嚴重，按照世衛估計，全球死亡人數超過28萬。

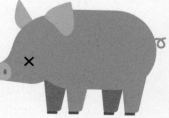

07 肺炎 pneumonia

我們之前看過，肺炎可以是細菌引起的，也可以是源於病毒。近年來，由不同「冠狀病毒」（coronavirus）引發的肺炎皆導致瘟疫的爆發。

最先一次是2003年在香港爆發的「嚴重急性呼吸道綜合症」（severe acute respiratory syndrome，縮寫為SARS），病原稱為「SARS冠狀病毒」（SARS-CoV），又簡稱「沙士病毒」，死亡率約為10%。第二次是2012年在沙地阿拉伯爆發的「中東呼吸綜合症」（Middle East respiratory syndrome，縮寫為MERS），死亡率高達35%。

第三次是2019年在武漢爆發的「2019新型冠狀病毒肺炎」（Coronavirus disease 2019，簡稱COVID-19），又簡稱「新冠肺炎」，病原體是「嚴重急性呼吸系統綜合症冠狀病毒2」（Severe acute respiratory syndrome coronavirus 2，縮寫為SARS-CoV-2）。詳情見於本書的第一章。

08 肝炎 hepatitis

肝炎可以由不同的因素引致（如飲酒過量、自免疫系統失調），但最常見的是病毒性肝炎，分A、B、C、D、E多種，其中的A、B、E的疫苗已研發成功。肝炎的特色是很多人感染後沒有病徵，只是到了惡化階段才被診斷出來。其中的甲型肝炎（type A）比較易於治癒，乙型和丙型（types B & C）病情較重，處理不善更可能變為肝癌。

09 麻疹 measles

一種傳染性很高的兒童疾病，在適當治療下大部分人都會痊癒，以後終生免疫。但這種病偶然會奪命，其中以5歲以下的幼兒及20歲以上的成人風險最高，致死的併發症包括肺炎和腦炎等。科學家於1963年研製出麻疹疫苗，自此這個疾病在發達國家經已受控制。留意麻疹和風疹（rubella，又稱德國麻疹）及小兒急疹（俗稱玫瑰疹）是不同的疾病。

10 天花，又稱痘疹 smallpox

人類歷史上最可怕的疾病之一，死亡率達20至60%，兒童更高達80%。單是在20世紀，已經奪去了超過3億人的性命，比起兩次世界大戰（及韓戰、越戰等）的死亡人數加起來還要多。即使有幸痊癒，康復者身上也會留下大量難看的膿疱疤痕（俗稱痘皮）。好消息是，人是天花病毒的唯一宿主，而通過了大規模的全球疫苗接種計劃，世界衛生組織於1980年宣布天花在地球上絕跡。

11 愛滋病 acquired immune deficiency syndrome, AIDS

全名是「後天免疫力缺乏症」，這是上世紀80年代在非洲冒起的新疾病，病原是一種「逆轉錄病毒」（retrovirus），被稱為「人類免疫缺陷病毒」（human immunodeficiency virus，縮寫為 HIV），相信由黑猩猩轉移至人類身上而成。這是一種由性接觸或是輸血傳染的疾病，也可由懷孕的媽媽傳給嬰兒。由於它無法醫治，曾被稱為「世紀絕症」。由於華裔美籍科學家何大一於1995年發明了俗稱「雞尾酒療法」（cocktail therapy）令病情得以受控，人們對這個病的恐慌已大為減低。

12 脊髓灰質炎，poliomyelitis 簡稱 polio，俗稱小兒麻痺症

致病原是「脊髓灰質炎病毒」（poliovirus），但很多人感染後不會發病。發病者之中，有約1%的中樞神經系統受損，部分會出現身體各部分的癱瘓和衰退。在小孩中，最常見的是腳部萎縮，所以有「小兒麻痺症」之稱。美國總統羅斯福（Franklin D. Roosevelt，1882-1945）便是受害者之一。由於疫苗的普及，這種情況今天已經十分罕見。

⑬ 黃熱病 yellow fever

一種常見的熱帶傳染病，「黃熱病毒」是首次被發現的人類病毒（非人類病毒則是上文介紹的「菸草鑲嵌病毒」），可是至今仍然未有能夠醫治這個病的特效藥，而只能靠各種「症狀治療」（symptomatic treatment，又稱支援性護理，supportive care）方法。迄今為止，外國人要前往處於熱帶的非洲和南美洲國家時，必須預先接種黃熱病的疫苗。

⑭ 登革熱 dengue fever

又稱骨痛熱症，是一種由蚊叮傳播的疾病，蚊子包括白紋伊蚊（*Aedes albopictus*，又稱亞洲虎蚊）和埃及伊蚊（*Aedes aegypti*）。病情嚴重時可導致出血熱（haemorrhagic fever）和腦炎。2019年曾出現輕微的全球爆發。

⑮ 伊波拉出血熱 Ebola haemorrhagic fever，EHF

最初於1976年在非洲中部發現，病原是「伊波拉病毒」（Ebolavirus）。2013年，西非國家爆發了「西非伊波拉病毒疫症」（Western African Ebola virus epidemic），並且蔓延至鄰近國家（也因為人員的流動波及數個西方國家）。由於其死亡率可以高達90%，一度觸發全球恐慌。但2016年之後，疫情已大致受控。

⑯ 寨卡熱 Zika fever

又稱茲卡病毒感染症，是一種由蚊叮傳播的疾病。只要受到適切治療，它的死亡率很低。但孕婦染病的話，會令嬰兒患上小頭症（microcephaly），從而影響他們的發育和智力。最近一次爆發是2015年在巴西，並曾蔓延至世界各地。

留意有些病毒也可誘發癌症，例如和鼻咽癌有關的EBV病毒，或是和子宮頸癌有關的HPV病毒等。它們雖然可以在人與人之間傳播，但癌症本身則沒有傳染性。

致病原⑤：病原性蛋白

1980年代，正當科學家以為傳染病不是由原生生物或真菌感染，就必定是細菌或病毒之時，一種全新致病原引發的疾病震驚了全球——這便是1985年在英國爆發的「瘋牛症」（mad cow disease）。

瘋牛症的正式名稱是「牛海綿狀腦病」或「牛腦海綿狀病變」（Bovine spongiform encephalopathy，BSE），如果人類感染了，則稱為「克—雅氏病」（Creutzfeldt-Jakob disease，又譯

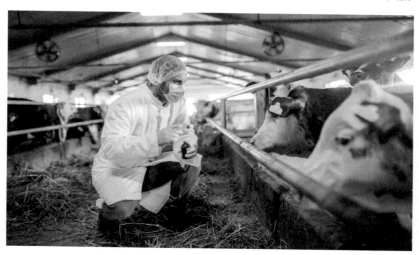

作庫賈氏症）。這是一種無藥可治的可怕絕症，患者的腦部組織會不斷被破壞，直到變成海綿一樣。當然，遠未到這個階段，患者便會因為身體機能失控敗壞而死。

研究下來，病原體既非細菌亦非病毒，而是一種有傳染性的特殊蛋白質組織，科學家稱為prion，中文稱「普利昂蛋白」或「致病性蛋白」。由於這種物質沒有包含生命繁衍所必須的DNA，所以大部科學家都不願意把它歸類為生物。

但無論我們是否稱之為生物，這種致病原具有高度傳染性。不久，歐美各地，甚至遠及日本也出現牛隻感染，為了防止它的蔓延，各國雷厲風行，大批殺滅可能染病的牛，以及大規模和長時間禁止某些外國牛肉入口。

⚛ S 聚焦科學 ‥‥‥‥‥‥‥‥‥‥‥‥‥‥‥‥‥‥‥‥
瘋牛症源於人類逼牛食肉

瘋牛症是怎樣出現的？溯本尋源，這個疾病的出現，是因為工業化畜牧業（industrialised cattling）為了提升產量，把其他動物（主要為羊隻）的肉和骨混合研磨成粉漿，並加到牛的飼料裡。結果，令出現在羊隻身上的一種叫「瘙搔症」疾病的「病源性蛋白」轉移至牛隻，而人類因為進食牛肉而染病。牛本是草食動物，但人類為了追求利潤不擇手段，強迫牛隻食葷，於是惹禍，這可說是人類不尊重大自然帶來的一趟教訓。

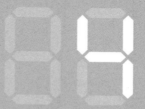

與疫症之戰
影響人類文明

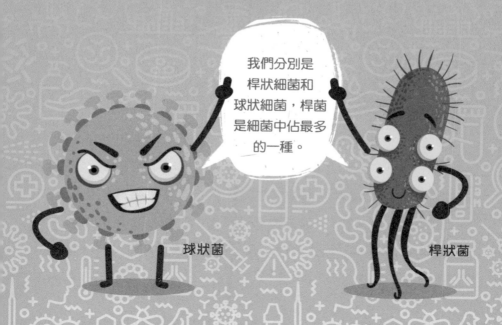

我們分別是桿狀細菌和球狀細菌，桿菌是細菌中佔最多的一種。

球狀菌

桿狀菌

與疫症之戰
影響人類文明

大部分人都有一個印象，就是瘟疫在古代較今天頻密，而且導致的死亡人數較今天的高很多。研究瘟疫歷史的學者證實，這個印象大致上是正確的。

但研究古人類學的科學家則告訴我們，這個「正確」只是限於農業革命至今的12,000年左右。若是在數萬年甚至數十萬年之前，情況可是大為不同。

原始人比我們健康？

研究指出，當人類仍在「採集─狩獵階段」(gathering-hunting stage)，那時成年人的平均健康狀況，應較現代人還要好，而瘟疫爆發的機會亦較今天的低得多。這個結論顛覆了不少人的「常識」，因為他們總以為「原始人」(primitive humans) 骯髒不堪，衛生環境惡劣，也沒有醫療知識，所以必然不敵疾病的蹂躪。

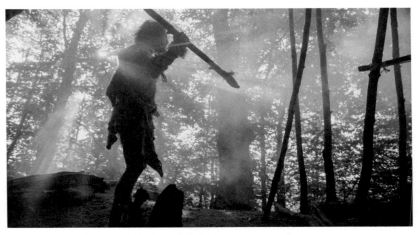

人類發展出農業之前，以採集和狩獵維生。

　　科學家之所以有這個結論，既基於對古人類骸骨和遺蹟的研究，也基於過去百多年來對「採集—狩獵階段」部落的研究。他們總結出的原因包括：

　　１ 原始部落一般由數十人組成，他們隨著果實和獵物的多寡流動，很少會長時間逗留在同一地方。而即使停留，由於**空間寬敞**，居住（棲息）的密度很低，製造的垃圾和糞便也可丟棄至較遠的地方；

　　２ 不用說那時地球的環境皆**未受到任何農業和工業的污染**，空氣清新和溪水清澈之極。以今天的術語，就是所有東西都是「原生態」和「有機」的，沒有丁點兒會令我們生病的人工化合物；

3 由於體力勞動上的需求，同時**沒有大量高熱量、高糖、高鹽、高脂等「垃圾食物」(junk food)**，癡肥 (obesity) 和現代人常有的「三高」(高血壓、高血糖、高膽固醇) 皆屬十分罕見。

我們也不要將這些古代人類的生活想像得過於浪漫。致病的原生生物、真菌、細菌和病毒等必然一早便存在於環境之中，而因為醫學和藥物仍未發展，古人一旦染病，死亡率應十分之高，特別對幼兒和長者而言。研究顯示，那時的嬰兒夭折率 (infant mortality rate) 以現代的標準看是驚人的，10 個嬰兒，有 5 個最終能長大成人，已是非常幸運。同時，老弱的成員要是染病便不能覓食，亦會無法生存下去。在自然界中，這是一種「汰弱留強」的天然過程。例如獅子獵殺羚羊，也是不斷將羚羊群落中較弱的成員去掉。微生物的侵害，也有著同樣的邏輯。

至此我們明白，學者之所以推斷「原始時代」的人的平均壽命 (life expectancy) 可能只有廿多至 30 多歲，並不表示時人人到二三十歲便會死亡，而是因為甚高的嬰兒夭折率和偏高的老人死亡率將「平均」壽命拉低了。

農業革命　人類由流動變定居

約 12,000 年前出現的農業革命 (Agricultural Revolution，最初發源於西亞的「兩河流域」，即今天的伊拉克及鄰近地區)

徹底改變了上述的情況。首先，農業生產令我們的祖先由流動 (nomadic) 變成定居 (sedentary)。此外，由於糧食上的盈餘，人口於是急增，而居住的密度亦隨之上升。相比起數十人的部落，一條村莊可能居住了數百至過千人，崛起的城市更可以人口過萬。這樣的聚居為傳染病的散播提供了有利的條件。

還有一個很大的變化，是人類跟動物的接觸。過往，這種接觸只限於狩獵和宰殺其間，時間相對短暫，但隨著大量牲口（如豬、牛、羊和雞、鵝、鴨等）被馴化和飼養，人類長時間跟不同牲畜親密接觸，而原來影響這些動物的細菌和病毒，便很有機會變種並轉移到人身上。禽流感、豬流感和2020至21年的新冠肺炎都是明顯的例子。

定居亦帶來了老鼠、蒼蠅和蟑螂等可以傳播疾病的害蟲。而農村裡相對靜止的水體（如儲水池和養魚的河塘）亦非常有利於蚊蟲的滋長。再加上了大量積累的人畜糞便和廚餘，我們可說集齊了瘟疫爆發的「完美條件」。

這還不止，隨著經濟發展，各地互通有無而開展了經常性的貿易。原本肆虐一地的細菌和病毒，遂隨著商旅散佈各地。當然，好戰民族的征伐和帝國的擴張也帶來了同樣的後果。農業革命固然是人類文明之始，但凡事有利必有弊，傳染病的散播從此與人類結下不解之緣。

人類與疫病的 3,000 年戰鬥！

START!!

公元前 14 至 11 世紀：
殷墟

01 最早的「瘟疫」記載

中國古代殷墟甲骨文已有「蠱」、「瘧疾」、「疾年」等字眼的記載。至於意義和瘟疫相近的「癘」字，可見於《尚書》、《山海經》等古籍。但具體的瘟疫歷史記載，則至漢代初年才有。

公元前 430 年：
古希臘文明

02 改寫古希臘城邦命運

在西方，最早的瘟疫記載，是公元前 430 年在古希臘城邦雅典（Athens）爆發的一場疫症，著名的雅典統領伯里克利（Pericles）也因而被奪去性命。其時正值雅典與另一個城邦斯巴達（Sparta）的一場爭霸之戰。戰爭以雅典落敗告終。一些史學家認為，這場疫症是雅典落敗的原因之一。至於有關的傳染病是什麼，有史學家從史書對病情的記載推斷為斑疹傷寒（typhus），但學術界至今未有定論。

瘟疫很早便與軍事征伐結下不解之緣。定居民族向外擴張時，會無意地把致病原散播到周邊的遊牧民族。由於遊牧民族從未接觸過病原體而缺乏免疫力，便往往大批病死，從而幫助了帝國的擴張。但這種情況有時也會逆轉，就是周邊民族的一些病原體傳至帝國內部，掀起大瘟疫，令帝國的勢力受到嚴重打擊。

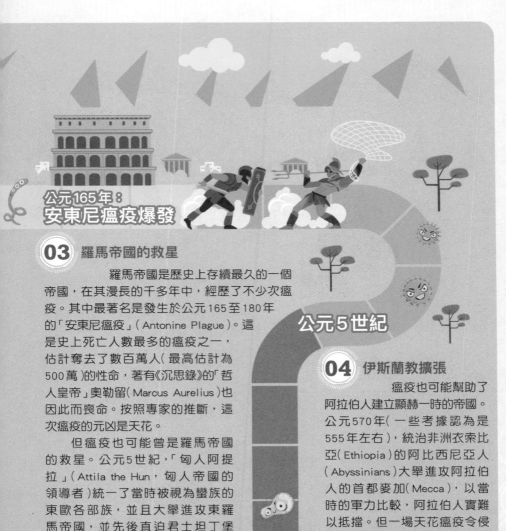

公元165年：
安東尼瘟疫爆發

03 羅馬帝國的救星

羅馬帝國是歷史上存續最久的一個帝國，在其漫長的千多年中，經歷了不少次瘟疫。其中最著名是發生於公元165至180年的「安東尼瘟疫」（Antonine Plague）。這是史上死亡人數最多的瘟疫之一，估計奪去了數百萬人（最高估計為500萬）的性命，著有《沉思錄》的「哲人皇帝」奧勒留（Marcus Aurelius）也因此而喪命。按照專家的推斷，這次瘟疫的元凶是天花。

但瘟疫也可能曾是羅馬帝國的救星。公元5世紀，「匈人阿提拉」（Attila the Hun，匈人帝國的領導者）統一了當時被視為蠻族的東歐各部族，並且大舉進攻東羅馬帝國，並先後直迫君士坦丁堡（Constantinople）及至意大利本土。公元451年，兩軍在意大利以北激烈爭持，但最後阿提拉決定撤退，並於兩年後病逝。不少史家認為，撤退的主因是軍隊內爆發了瘟疫，令阿氏不敢戀戰。

公元5世紀

04 伊斯蘭教擴張

瘟疫也可能幫助了阿拉伯人建立顯赫一時的帝國。公元570年（一些考據認為是555年左右），統治非洲衣索比亞（Ethiopia）的阿比西尼亞人（Abyssinians）大舉進攻阿拉伯人的首都麥加（Mecca），以當時的軍力比較，阿拉伯人實難以抵擋。但一場天花瘟疫令侵略者退卻。

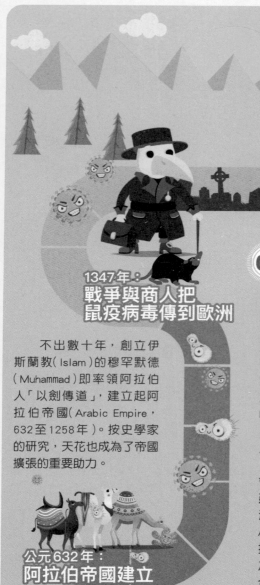

1347年：
戰爭與商人把
鼠疫病毒傳到歐洲

不出數十年，創立伊斯蘭教（Islam）的穆罕默德（Muhammad）即率領阿拉伯人「以劍傳道」，建立起阿拉伯帝國（Arabic Empire，632至1258年）。按史學家的研究，天花也成為了帝國擴張的重要助力。

公元632年：
阿拉伯帝國建立

05 黑死病改變歐洲社會

鼠疫（plague）是古代最可怕的瘟疫之一。歷史記載的大爆發有3次，第一次在公元6世紀的拜占庭帝國（Byzantine Empire，即東羅馬帝國）。第二次在14世紀的歐洲。第三次在19世紀中葉的中國雲南。若論對西方文明進程影響之大，無疑是被稱為「黑死病」（Black Death）的第二次。這次瘟疫爆發於1347年，不足10年時間，令歐洲人口銳減接近一半之多。

史家認為，這次瘟疫造成的社會和經濟秩序崩潰，是摧毀歐洲封建制度（feudal system），繼而將歐洲從停滯不前的中世紀（Medieval Age又稱Dark Ages，「黑暗時代」）推向文藝復興（Renaissance）的功臣之一。不久，歐洲人的崛起主宰了全球發展。

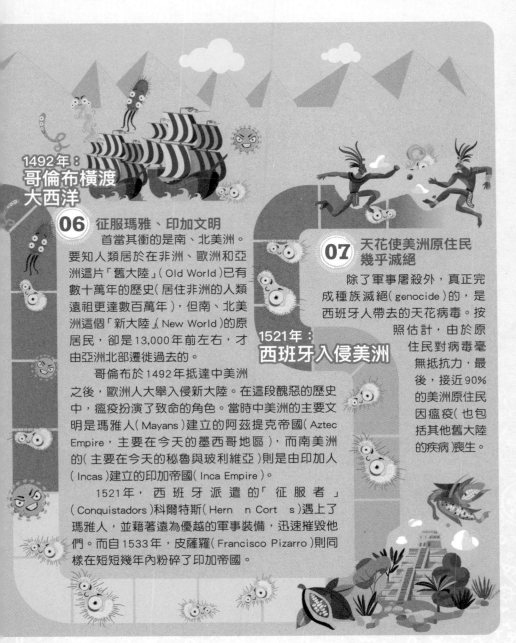

1492年：
哥倫布橫渡大西洋

06 征服瑪雅、印加文明

首當其衝的是南、北美洲。要知人類居於在非洲、歐洲和亞洲這片「舊大陸」（Old World）已有數十萬年的歷史（居住非洲的人類遠祖更達數百萬年），但南、北美洲這個「新大陸」（New World）的原居民，卻是13,000年前左右，才由亞洲北部遷徙過去的。

哥倫布於1492年抵達中美洲之後，歐洲人大舉入侵新大陸。在這段醜惡的歷史中，瘟疫扮演了致命的角色。當時中美洲的主要文明是瑪雅人（Mayans）建立的阿茲提克帝國（Aztec Empire，主要在今天的墨西哥地區），而南美洲的（主要在今天的秘魯與玻利維亞）則是由印加人（Incas）建立的印加帝國（Inca Empire）。

1521年：
西班牙入侵美洲

1521年，西班牙派遣的「征服者」（Conquistadors）科爾特斯（Hern n Cort s）遇上了瑪雅人，並藉著遠為優越的軍事裝備，迅速摧毀他們。而自1533年，皮薩羅（Francisco Pizarro）則同樣在短短幾年內粉碎了印加帝國。

07 天花使美洲原住民幾乎滅絕

除了軍事屠殺外，真正完成種族滅絕（genocide）的，是西班牙人帶去的天花病毒。按照估計，由於原住民對病毒毫無抵抗力，最後，接近90%的美洲原住民因瘟疫（也包括其他舊大陸的疾病）喪生。

按照史家的分析，儘管西班牙人擁有槍械和原住民從未見過的馬匹，但論人數，原住民是遠遠佔優。他們最後被殲滅，是因為看見族人大批大批的染病倒下，但侵略者卻是安然無恙，從而失去鬥志。要知那時人們（包括入侵的歐洲人）都認為瘟疫來去無蹤，必定是上帝惱怒時的懲罰。所以原住民認定對方的神已經壓倒己方的神，或己方的神已經捨他們而去，是以他們鬥志全失，任由宰殺……

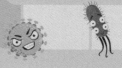

1791至1804年：
海地革命

08 非洲黑奴制度

新大陸原住民無法抵抗入侵的細菌和病毒，還促成非洲黑奴制度，遺害數百年。這是因為歐洲殖民者意欲「開墾」新大陸，但由於在當地無法找到足夠的人力，於是大量捕捉擁有疾病抵抗力的非洲（舊大陸）原住民，並運往新大陸作為奴隸。

新致病原的入侵也不是一面倒的。在哥倫布之前，舊大陸因為性行為傳染的疾病主要為淋病，但源於新大陸的梅毒病毒很快跨越大西洋傳至歐洲，很多人因此病故。這可算是一點兒的「禮尚往來」。

第一次成功的美洲奴隸起義，也跟瘟疫有關。話說1791年，當時是法國殖民地的海地島（Haiti，位於加勒比海），奴隸們不堪壓迫起來反抗。當年統治法國的拿破崙（Napoleon Bonaparte）先後派遣了4萬多軍隊前往鎮壓，最後卻遇上了黃熱病爆發，將領和士兵都大批死去，最後能夠返回法國的士兵只有3000左右。而海地於1804年正式獨立，成為了世上第一個成功推翻西方殖民統治的國家。

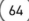

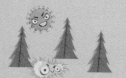

亦正因為這樣，拿破崙放棄了把勢力延伸至西半球的雄心，並把當時稱為「路易斯安那」（Louisiana）的大片土地（涵蓋今天美國多個州份）以極低廉的價錢（1,500萬美元）賣給了剛成立不久的美利堅合眾國。美國的版圖一下子大了一倍。

可另一方面，瘟疫亦令加拿大沒有被納入美國版圖。事緣美國獨立戰爭期間，約一萬名美國士兵進攻仍由英國人佔據的魁北克（Quebec，處於加拿大東部，是第一大省），卻因為超過一半人染上了天花，惟有迅速撤退。

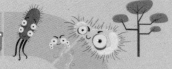

1859年：興建蘇彝士運河　　**1881年：興建巴拿馬運河**

09 兩大運河

世界上兩大運河是蘇彝士運河（Suez Canal）和巴拿馬運河（Panama Canal），它們促進全球交通運輸的功勞是無可置疑的，但建造運河所犧牲的人命卻十分驚人。前者花了近11年興建（1859至69年），動用了150萬勞工，死亡人數達12萬之巨。

後者的興建長達33年（1881至1914年），動用了75,000人，四成人喪命。這些死亡固然不少來自過度勞役和意外，但更多源於疾病，包括瘧疾、黃熱病、霍亂、痢疾、肺結核等。

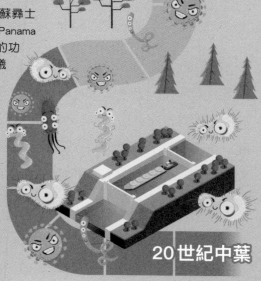

20世紀中葉

直至20世紀中葉，霍亂是一種經常爆發的疫症。著名俄國作曲家柴可夫斯基（Pyotr Ilyich Tchaikovsky，《天鵝湖》便是他其中一首名作）就是在1893年的霍亂瘟疫中病死的（也有人認為他是故意喝了不潔淨的水自殺身亡，原因是害怕自己的同性戀傾向被揭發）。

疫病流行從未間斷

1918至19年間，被稱為「西班牙流感」（Spanish flu，實源自美國）的瘟疫肆虐全球，死亡人數的估計，由最少的2000萬到最高的近一億人，較剛告終的第一次世界大戰（1914至1918年）導致的死亡人數多得多。而上一章已提到，及後還有1957年的「亞洲流感」、1968年的「香港流感」、和1977年「俄國流感」等多次爆發，可幸皆未有達到西班牙流感的規模。

在中國這個人口（及人口密度）一直領先世界的國家，瘟疫當然並不罕見。史家指出，明末的一場大鼠疫，加速了明朝的滅亡。我們方才看過，1855年（清朝咸豐5年）出現了「雲南大疫」。1894年（光緒20年），已經成為英國殖民地的香港也爆發了鼠疫。學者相信，這次爆發間接和雲南大疫有關。

香港年輕一輩未必知道，鄰近大嶼山的喜靈洲，曾經是需要高度隔離的麻瘋病醫院，到了1975年才關閉。今天位於荔枝角

的饒宗頤文化館的原址，亦曾經是傳染病的檢疫和隔離中心。不要以為這都是陳年歷史，作為一個國際都會，香港往往是瘟疫的主角之一。無論是1997年的禽流感、2003年的「沙士」、2020年的新冠肺炎，香港都成為了國際焦點。「沙士」一役，香港大學微生物學家袁國勇率領的團隊，在短短一個月內確立了病原是一種新型的「冠狀病毒」（而不是之前以為的細菌），贏得了國際的讚譽。

意外發霉的葡萄球菌

在對抗細菌導致的疾病方面，一個重大的里程碑是抗生素（antibiotics）的發明。這項發明實在基於一個意外的發現。話說1928年期間，英國生物學家亞歷山大·弗萊明（Alexander

⬢S 聚焦科學
傳染病隨人類文明演變

科學家的研究顯示，自文明興起的這六七千年來，感染人類的傳染病經歷了不少變化。一些古代記載的傳染病到今天已不復存在。相反，一些傳染病是最近這一二千年，甚至數百年前才出現的。按照上一章的介紹，愛滋病和瘋牛症／克一雅氏症等，更是數十年前才出現。這說明影響各種生物的疾病並不是一個簡單的現象，無論在種類上和性質上，它們都會隨著時間演變。在書末「展望將來」之時，這是我們必須謹記的。

Fleming）在倫敦大學進行微生物學的研究，在實驗室裡培養了大量的金黃葡萄球菌（*Staphylococcus aureus*）。他於夏天回鄉度假時，並沒有把玻璃培養盤（petri dish）妥善蓋好。9月初他返回實驗室，發現這些細菌已被一些黴菌（mould）所污染。

　　弗萊明的第一個反應當然是扔掉受污染的葡萄球菌，幸好在這一刻，靈感之神找上了他！他的一個意外發現，往後拯救了千百萬人的性命！他究竟發現了什麼？

　　原來他觀察到在黴菌的周圍，皆沒有金黃葡萄球菌生長。他即時想到，這必然是因為黴菌分泌出一些物質，而這些物質有殺菌的作用。他後來把這種物質提煉出來，稱為「盤尼西林」（penicillin，因為有關黴菌的學名是 Penicillium青黴菌，盤尼西林的意譯名字是「青黴素」）。就是這樣，抗生素的時代開始了。

殺滅細菌的抗生素

　　差不多在同一時間，德國科學家格哈德·多馬克（Gerhard Domagk）發現了經人工合成的化合物磺胺（sulfonamide）可以殺滅細菌，一下子人類找到了對付細菌的兩大

種方法。

　　今天我們把殺滅細菌的藥統稱「抗細菌藥」(antibacterials)，它們包括了如磺胺等合成或半合成的藥物，也包括好像盤尼西林等從微生物 (包括細菌和真菌) 提煉出來的藥物，過往我們只是把後者才稱為「抗生素」，但今天我們已經不作嚴格的劃分。

　　抗生素的出現剛好趕及人類史上最大規模的戰爭：第二次世界大戰。無數戰場上的傷者因此獲救。接著下來，不少千百年來困擾著人類的疾病都逐一受到控制甚至被消滅。人類的醫學進入了一個新紀元。

88

科學偵破傳染病真相！

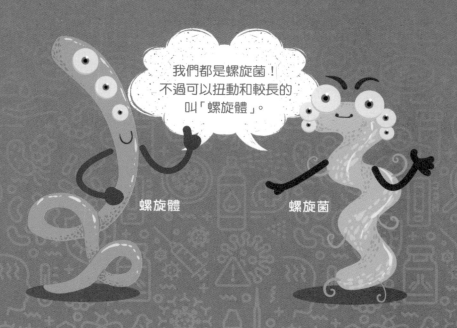

我們都是螺旋菌！不過可以扭動和較長的叫「螺旋體」。

螺旋體

螺旋菌

05

科學偵破傳染病真相！

　　研究傳染病的傳播和預防的學問稱為流行病學（epidemiology）。廣義的流行病學其實也包括了非傳染性疾病的研究。在這一章，讓我們集中於跟傳染病有關的一些基本概念。

第一步：判斷何為「傳染病」

　　首先是疾病的定性，即究竟這個病是否屬於傳染病，抑或只是環境污染（如重金屬污染）所引致，然後是證實致病原。以2003年爆發的SARS為例，它究竟是由細菌還是病毒引起的

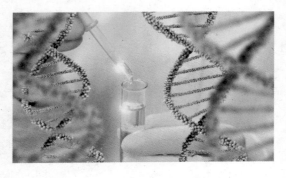

呢？正確的答案是我們有效對抗疫情的第一步。在今天，這個疾病的定性進一步包括致病原的基因（DNA）測定。

E 聚焦工程

設計雖簡單但有用的Ｕ形水管

「本港新增一宗源頭不明新冠病毒初步陽性個案⋯⋯」、「100宗屬本地感染，當中59宗暫時找不到源頭⋯⋯」，為什麼每則疫情的報道也會提及「源頭」？這是因為我們必須找出個案的源頭，繼而確立疾病的傳染鏈（infection chain），才能截斷這條鏈，控制疫情。2003年SARS在香港肆虐期間，專家追查一趟社區爆發，發現原來是因為九龍淘大花園的一幢大廈中，有樓層住戶廁所裡的Ｕ形去水喉管曾被改裝，沒有發揮阻隔病毒傳播的作用。「Ｕ形水管」，顧名思義，「Ｕ」字底部弧位可供積水，形成「水封」；同時水管出口在上方，氣流由上而下流動，便能有效阻隔病毒。

捕捉到這些「線索」，對破解傳播鏈和遏止疾病的散播至關重要。兩部描述疾病源頭追蹤的電影是1995的《極度驚慌》（Outbreak）和2011年的《世紀戰疫》（Contagion）。其中的劇情雖屬虛構，但追蹤的過程大致合乎科學，大家有興趣可以找來一看。

意想不到的傳播途徑

確定致病原之後，接著下來要確定的，是疾病傳播的途徑，包括：

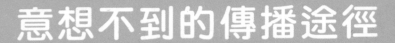

01 人

人 與 人 之 間 的 親 密 接 觸（direct contact transmission），其中一些和性行為有關（如梅毒、AIDS），一些則毋須和性行為有關（如天花、麻瘋）。

02 物件

物 件 的 間 接 傳 播（indirect transmission through fomites），如透過毛巾、衣物、玩具、器皿等。

03 水體傳播
water–borne transmission

不少傳染病的媒介都是不潔淨的用水。這在貧困落後的國家最為普遍，諸如霍亂、傷寒、痢疾，以及大腸桿菌的感染。在先進國家也偶有出現的「退伍軍人症」（Legionnaires' disease，又稱軍團症，此病源於 1976 年在美國召開的退伍軍人大會爆發而命名）亦屬此例。

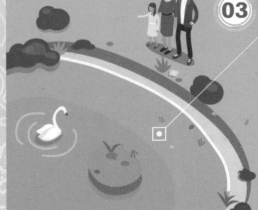

04 空中傳播
airborne transmission

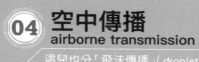

　　這兒也分「飛沫傳播」（droplet transmission）和「空氣傳播」（aerosol/airborne transmission）兩大類。

　　前者是透過患者咳嗽和打噴嚏（也包括大聲說話）噴出來的飛沫傳播。由於飛沫因為地心吸力慢慢墮地，只要人與人之間相隔1.5米或以上（更好是戴上口罩），感染的機會即大大降低。

　　至於後者，是病原體已經普遍依附在空氣中的「氣溶膠」（aerosol）—— 亦即長時間懸浮在空氣中的微細（直徑小於50微米）塵粒和水滴 —— 之上，若此則疾病可以傳播的距離便大得多。

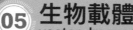

05 生物載體
vector-borne transmission

　　蟲媒傳播最普遍是各種各樣的吸血蚊子，也包括其他昆蟲或蠕蟲。鼠疫雖然由老鼠所傳播，但真正的病原載體（vector）其實是牠們身上的跳蚤（flea）。生物載體也可以是較大型的，例如狂犬症（rabies，又稱瘋狗症）乃由犬隻咬噬（透過狗的口水）傳播。

　　進一步，我們還要找出這些病原體（pathogens）來自何方。這種研究往往有如偵探故事般曲折。以2003年的SARS為例，最初的偵查認為病毒來自中國華南地區的果子狸（civet，屬於食肉目靈貓科），但往後的研究顯示，病毒的源頭實是一種蝙蝠（中華菊頭蝠），而果子狸只是中介者。至於果子狸身上的病毒為什麼會進入人體，乃是因為當地的人喜愛吃「野味」，而果子狸被認為是一種滋補的美食。

接着下來，我們要研究病原體對人類這個「宿主」（host）的影響。這些影響可以分為 **1** 人類接觸到病原體後的染病風險（infective dose），以及 **2** 人類染病後的病情發展（包括死亡機率）。

流行病學三角

總的來說，我們要了解病原體的「毒力」（virulence，又稱「致病性」或「毒性」）。然而，這種毒力並非簡單的現象，因為它跟人們的年齡、性別、種族、生活習慣和健康狀況（包括曾否受感染而獲得免疫力）等複雜因素有關。我們常常說，一個人是否會生病往往跟他的「體質」有關。這個常識原來是有充分的科學根據的。

此外，感染的風險亦跟環境因素有很大關係。人口的密度和流動性、人與人交往的頻密度和親密度、周遭的衛生環境、當

聚焦科學
「毒力」、「毒性」大不同？！

病原體的 virulence 中文可譯作「毒性」或「毒力」，但由於「毒性」這個詞會與化學物如山埃（cyanide）、砒霜（arsenic）等的毒性（toxicity）有所混淆，所以筆者較傾向採用「毒力」一詞。較通俗但更形象的譯法是「兇悍程度」。

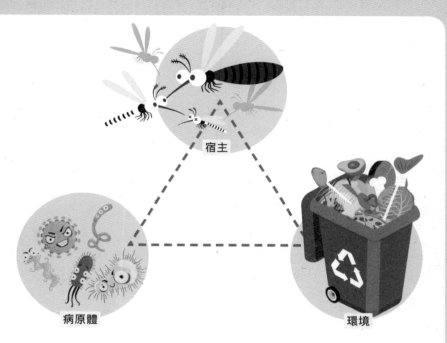

宿主

病原體

環境

地的物質生活水平和醫療保健制度......都會影響疾病的傳播。

「病原體」、「宿主」和「環境」之間的相互關係，被稱為「流行病學三角」（epidemiological triad）。水災引發瘟疫就是這種關係的典型例子：洪水毀壞莊稼，翻起了大量垃圾和排泄物（環境），隨之老鼠和其他害蟲四處流竄，從而令病菌散播（病原體）；人們顛沛流離、營養不良，於是抵抗力下降（宿主），結果是傳染病猖獗，瘟疫蔓延。

要有效控制疫情，我們必須作統計分析（statistical analysis），前提是掌握大量有關的數據。

掌握疫情數據！

01 病發率
incidence rate，
又稱 morbidity rate

病發率就是在某一特定時間（通常為一年）內人群中的發病比例。

例如我們對某一疾病進行為期兩年的研究，發現平均每1000人中有28個人患病，那麼發病率便是「14例／千人年」（14 cases per thousand people per annum），以百分比計就是每年1.4%。留意我們這兒不會計算兩年前的「舊症」。

02 患病率
prevalence

患病率就是在某一時間人群中染病的比例，其間不會區分新症和舊症。

例如在750萬香港人口中，此刻已有15,000人染病，那麼患病率就是15,000／7,500,000＝0.002，等於0.2%。留意嚴格來說，我們真正能夠計算的只是「確診率」，因為不排除有「漏網之魚」，即染了病卻沒有被診斷出來的人。

03 死亡率
mortality rate

死亡率就是病患中的死亡人數比例，嚴格來說應該稱為「確診死亡比例」（case fatality ratio）。

例如一般流行性感冒的死亡率是0.1%或更低、伊波拉病毒病則可達80至90%、而COVID-19則是2%左右。留意死亡率既決定於病原體的「毒力」，也決定於某一社群的醫療制度是否完善，以及醫療水平的高低。經濟發展水平也是一個關鍵，例如貧困國家的人們買不起藥物，死亡率自然偏高。

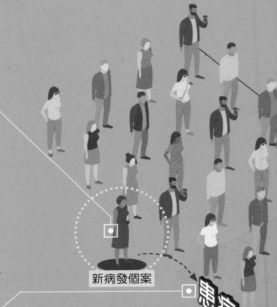

新病發個案

患病人口

死亡／痊癒個案

④ 傳染率
reproduction number

傳染率代號是R0，發音為 R naught；這是一個至關重要的數字，就是平均而言，一個染了病的人會把病傳染給多少人。這兒有3種情況：

1 如果R0的數值小於1，亦即每個病人會把病傳染給少於一人（換個說法是，例如每100個病患會把病傳染給少於100個人），則疾病會在社群中慢慢消失；

2 如果R0等於1，則每個病患者平均會把病傳給一個人，若此則這個疾病不會在社群中消失，卻也不會爆發成為瘟疫；

3 如果R0大於1，則每個病人可以把病傳給多於一人，而患病人數會不斷上升，以瘟疫收場。例如COVID-19的R0便約在3至4之間。

這兒還有一個重要的概念，就是很多傳染病都有潛伏期（incubation period），亦即在受到感染之後，病人會毫無病徵，只是在過了潛伏期（可由數天至十數天不等）之後才「病發」，有人更可能從不發病，卻會把病原體傳染開去。這些「隱性帶菌者」（這兒的「菌」是生物病原體的統稱），為我們的防疫和抗疫工作帶來很大的挑戰。

某時間段的總人口

病毒的演化策略①：潛伏期

　　要找出這些帶菌者，一個方法是進行區域性甚至全民的身體檢查。這些檢查可以透過「核酸檢測」(nucleic acid testing)，直接找出體內的病原體；或是透過「抗體檢測」(antibody testing) (見下一章) 以間接證明曾經受到病原體的感染。但是，全民檢測成本巨大，效用亦很有限，因為今天健康的人，不表示明天不會受感染，如果要進行定期性的反覆檢測，社會成本自是驚人。

　　為什麼疾病會有潛伏期呢？科學家相信，這是病原體為了感染更多宿主的一種演化策略 (evolutionary strategy)。試想想，如果宿主受感染後立刻病發，一來他會因身體衰弱而行動受限，二來周遭的人得悉他患病後會跟他遠離 (假設這是一種人們熟悉的傳染病)，則病原體散播到其他宿主身上的機會便會大大減低。相反，隱性帶菌者會如常社交，疾病便可因而傳播得更廣。

　　這兒還有一個十分微妙的邏輯，就是「傳染率」和「死亡率」之間的關係。

　　如果一個疾病的傳染率和死亡率皆十分之高，那麼它很快便自我終結。為什麼？因為所有的人都會很快被它殺死，它既再

也找不到宿主,便無法傳播得更廣泛。

　　某一程度上,在西非爆發的伊波拉出血病(相信病毒乃由黑猩猩傳到人類)便屬於這種情況。要不是現代交通發達,讓人於短時間內把病毒帶往世界其他地方,它廣泛傳播的機會其實不高。當然,它造成的區域性嚴重傷亡已經是一場人道大災難。

　　那麼傳染率高但死亡率低是否最佳的策略呢?很大程度上,一般的季節性流感採取的便是這個策略。

　　但不要忘記,病原體進入宿主之後,當然「想」利用宿主的資源最快速最大量地自我複製,而這正是破壞宿主正常機能／致死的原因。也就是說,任何病原體都必須在「最大程度的自我複製」和「最大範圍的持續擴散」之間取得一個平衡。我們為「想」字加上引號,是因為病原體本身不會思考。以上所描述的「策略」不是思考的結果,而是「自然選擇」(natural selection)這種演化邏輯所造成的結果。

病毒的演化策略②:變種

　　還有一個重要的概念,就是在漫長的演化歷程上,病原體與宿主之間實存在著一場無休止的「軍備競賽」(arms race)。所謂「道高一尺、魔高一丈」,為了生存,宿主會發展出防禦病原

體的方法，且愈來愈有效；同樣為了生存，病原體則會不斷「變種」，以繞過這些防禦系統。如是者，新的攻擊策略會激發起新的防禦策略、新的防禦策略又會激發起新的攻擊策略，彼此循環不斷。

　　人類曾經以為醫學進步的終點，是戰勝所有傳染病，但「軍備競賽」的邏輯顯示，我們是過分樂觀了。迄今為止，我們還未見到這場競賽的盡頭。

Ⓜ 聚焦數學
檢測的統計學

　　沒有任何檢測的準確性是100%的，即使準確度達99.9%，表示平均每1,000個檢測也可能有一個出錯。錯誤可以是「假陽性」（false positive，即「無病當有病」），也可以是「假陰性」（false negative，即「有病當無病」）。

　　如果大家學過一點兒統計分析，「假陽性」就是統計推斷（statistical inference）中的「型一錯誤」（Type I error），而「假陰性」就是「型二錯誤」（Type II error）。

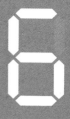

6

人體保衛隊——
免疫力與疫苗

我是身體彎曲的弧狀菌！
多數在水中生活。

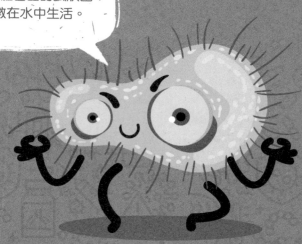

86

人體保衛隊——
免疫力與疫苗

　　1898年，英國作家H.G. 威爾斯（H.G. Wells）發表了一本名叫《宇宙戰爭》(*War of the Worlds*) 的科幻小說，講述火星人侵略地球的經過。由於火星人的科技水平遠超人類，人類根本無招架之力。但在最後關頭，火星人卻大批死掉而人類倖免於

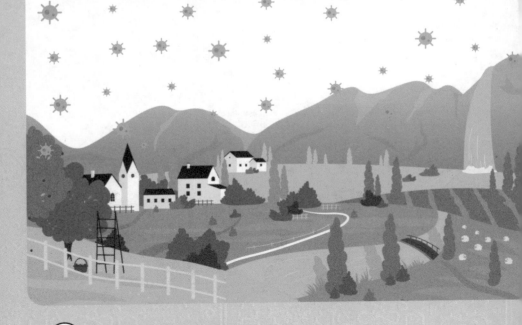

難。為什麼會這樣？原來火星人不慎染上了地球上的傷風菌。人類長期與這種病菌共存，已有很強的抵抗力，但火星人從未接觸過這種病菌所以毫無免疫力，一旦染病即一命嗚呼（留意引致傷風的其實是病毒而非細菌，但小說成書時，人類仍未知道病毒的存在）。

這雖然是本小說，卻說明了一個基本的科學原理。當然，我們在第四章看過，小說敍述的情況早在地球上出現，但受害者不是火星人，而是南北美洲的原住民，而他們是被侵略者而非侵略者。

在此要澄清的，是一個很易跟「免疫力」（immunity）混淆的概念：「抵抗力」（resistance）。一個最簡單的劃分是，抵抗力是先天的，而免疫力則要後天才能獲得。這個劃分並非絕對，但讓我們先以此出發了解一下。

假如一條村莊發生了一場瘟疫，一半村民死去，另外一半雖有染病卻痊癒。假設其間沒有新生兒，那麼下次這種瘟疫再臨的話，這條村莊的人便具有免疫力而不會染病。

接著下來，假設村莊的水源受到村民從未接觸過的物質污染，村內一半人因此生病，另一半卻沒有。這兒涉及的，便不是免疫力而是抵抗力的問題。

拆解免疫力、抵抗力

這種抵抗力既有先天的成分，也有後天成分。先天即由遺傳基因所決定，而後天則由外部因素決定。例如一些人營養充足作息有時，體魄自然較強建，抵抗力強。相反，一些人長期營養不良、休息不足甚或已經染病，自然會抵抗力弱，更易受感染。

嚴格來說，抵抗力是人體免疫功能的反映 ─ 免疫功能強則抵抗力強，免疫功能弱則抵抗力弱。由於幼兒的免疫系統未充分發展，而老年人的免疫系統則開始衰弱，所以兩者對疾病的抵抗力皆較低，因而成為瘟疫中要特別保護的對象。

留意我在本章第一段同時用了「抵抗力」和「免疫力」這兩個詞，因為這正是大部分人的籠統用法。遇到類似的情況，我們自己知道背後的科學原理便行。

今日人類的免疫系統，是經歷漫長的演化發展起來的。科學研究顯示，它主要分為兩部分：

1 先天性免疫系統 (innate immune system)，又稱「非特異性免疫系統」(non—specific immune system)：

這個系統的第一道防線是我們的皮膚。除了作為有效的

物理阻隔外，皮膚排出的汗液具有一定的殺菌作用，而「死皮」的脫落，也可把上面的細菌帶走。皮膚大致可分為表皮 (epidermis)、真皮 (dermis) 和皮下組織 (hypodermis) 3 部分，如果只是表皮受損 (我們平時說的「皮外傷」)，身體可以自行產生膠原蛋白 (collagen) 和纖維蛋白 (fibroblast) 等去修復 (結疤)。但如果傷及真皮，我們要立即消毒以防細菌感染。如果傷口很深、損及皮下組織的話，更要接種破傷風疫苗 (Tetanus vaccine)，以防禦最常透過傷口入侵的破傷風菌 (*Clostridium tetani*) 感染。

先天免疫系統　如口水、淚水

我們的眼、鼻和口是皮膚不能保護的部分，如果將皮膚比喻為武俠小說中的金鐘罩、鐵布衫，這些部分便是人類最脆弱的「罩門」。這正是為什麼在瘟疫蔓延時，我們未徹底清潔雙手之前，千萬不要揉眼搓鼻，否則便很易讓病原體入侵體內。

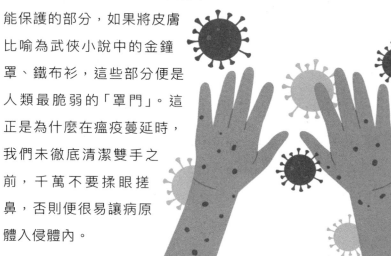

然而，這些「罩門」也不是完全沒有防禦力的。淚水中包含著一種叫「溶菌酶」(lysozyme) 的物質，具有一定的殺菌功能。呼吸道中的鼻涕和痰等黏液，則能阻隔病原體。我們的口水含有可以殺菌的硝酸鹽 (nitrate)，也包含著其他的抗菌物質。

　　即使一些細菌透過食道進入體內，我們的胃酸也有機會把牠們殺死。有趣的是，長期沒有進食之後，我們的胃酸pH值可以低至2 (酸性很高)，具有強大殺菌功能；但在進食後不久，卻可以升至pH 6這個近乎中性的數值，殺菌功能便大減。也就是說，我們不能依賴胃液的酸性來為不潔食物「消毒」並防止食物中毒 (特別在大吃大喝其間)。

　　先天免疫系統的「自然殺手細胞」(natural killer cells) 與入侵的病原體對抗時，往往會出現「發炎」(inflammation) 的現象。紅腫、疼痛的部位，其實就是身體和入侵者拼個你死我活的戰場。俗稱生病是「打敗仗」，正是這個意思。

後天免疫系統　如白血球

　　❷ 後天免疫系統 (acquired immune system)，又稱為「適應性免疫系統」(adaptive immune system)：由於人類的免疫系統極其複雜，科學家至今還有很多未盡了解的地方。以下介紹的，只是一些最基本的原理。

假如病原體突破了上述的先天性免疫系統，進入我們的血液，那麼「後天免疫系統」便會立即啟動。這個系統有兩大組成部分：T–淋巴球（T– lymphocytes，又簡稱T–細胞）和B–淋巴球（B– lymphocytes，又簡稱B–細胞）。它們統稱為白血球（white blood cells，學名leukocytes），卻肩負著不同的責任。

兩種白血球最初皆由我們的骨髓（bone marrow）所製造，B–細胞會直接釋放到血液，但T–細胞則會轉移至我們的胸腺（我們胸骨上的一個淋巴器官），待成熟後才被釋放出來。

T–細胞可說是血液中的「巡警」，它會不斷監察是否有外來的入侵者。原來身體中的細胞受損或是非自然死亡的話，會釋放出一些化學訊號，這些「警號」會激活一些「輔助性T–細胞」（helper T-cells），而它們會召喚 (1)「殺手T–細胞」（killer T-cells）、(2) 巨噬細胞（macrophages）和 (3) B–細胞等不同的「兵種」跟敵人對抗。

其中的B–細胞最為舉足輕重。針對不同的「抗原」（antigen，我們對引起免疫反應的入侵者的統稱），它會針對性地釋放出不同的「抗體」（antibody，又稱 immunoglobulin，即「免疫球蛋白」）。這些抗體是一些Y形的蛋白質分子，它們不會直接消滅抗原，而是黏附在抗原之上，做個標示，好讓其他的「殲滅者」如巨噬細胞等可以識別和殲滅。

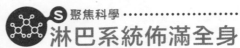

淋巴系統佈滿全身

軟骨關節

　　大家對於人體內由血管和血液組成的循環系統 (circulatory system) 大多有基本的認識，但對於淋巴系統則可能較為陌生。廣義來說，淋巴系統也是循環系統的一部分，只是它處理的不是血液，而是血管與細胞之間作為傳遞介質的「組織液」(interstitial fluid)。此外，它是免疫系統的重要部分，因為淋巴液（組織液被吸進微絲淋巴管後的稱謂）擁有大量的白血球細胞，可以依據接觸到的外來抗原 (antigen) 製造對應的抗體 (antibody)，或直接攻擊外來抗原。

血小板、
紅血球等等

胸腺

腋下淋巴結

脾臟

小腸的淋巴結

闌尾

腹股溝淋巴結

防禦健康的
免疫軍團

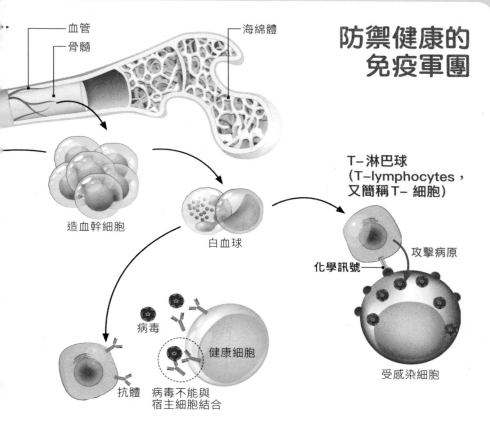

血管
骨髓
海綿體

造血幹細胞

白血球

T−淋巴球
(T−lymphocytes，
又簡稱T− 細胞)

攻擊病原

化學訊號

受感染細胞

病毒

健康細胞

抗體　病毒不能與
宿主細胞結合

B−淋巴球 (B−lymphocytes，
又簡稱B− 細胞)

　　科學家推斷，人體內擁有數以10億種不同的抗體，而一旦某種抗原引
起了其中一種抗體的反應，便會形成了一種「記憶效應」，亦即將來遇到相同
的抗原入侵時，B- 細胞會迅速反應，大量製造抗體、牽制抗原，以令它在大
量散播之前便被殲滅。正是這種記憶效應，令我們在感染某些疾病而痊癒之
後，會對這種疾病擁有終生的「免疫力」(immunity)。而這也正是防禦性疫苗
(vaccines)背後的原理。

如何發現疫苗的工作原理？

　　我們的祖先應該很早便察覺這個現象，那便是在某次傳染病的爆發中，康復者有能力照顧患者，卻是不會再被感染，亦即擁有了抵抗感染的「免疫能力」。但將這個現象付諸應用的，要有待公元15世紀的中國明朝。當時一些醫師把天花患者的膿皰瘡痂削下來，然後磨成粉末，再讓一些未染病的人透過鼻孔將粉末吸進體內。實踐顯示，曾經這樣接種「人痘」（因天花以往又叫「痘疹」）的人，感染天花的機會大為降低。

　　這種「人痘接種法」（variolation）不久由中國傳到印度、波斯及至鄂圖曼帝國，最後於18世紀傳入歐洲。然而，這個方法有機會令接種者真的患上天花病，而平均的死亡率可達2至3%。這雖然較天花的死亡率為低，但仍是十分危險，所以始終未有普及起來。

　　18世紀末，英國一名醫生愛德華·詹納（Edward Jenner）留意到一個奇怪的現象，就是在天花肆虐期間，農村裡的人即使很多「中招」，但一群擠牛奶的女工卻仍然健康活潑，一個也沒有受到感染。研究之下，他發現牛隻曾經出現類似天花的症狀，而女工與牠們緊密接觸，極可能受過這種「牛牛版天花」的感染。雖然她們沒有明顯的發病，但可能因此對天花獲得了一

定的免疫力。

　　基於這個推斷，詹納於是把牛身上的膿液拿來做實驗，結果證明，接種「牛痘」(cowpox) 的人，往後不會被天花感染。由於這種接種的死亡率只有萬分之一左右（改良後更降至 100 萬分之一），以疫苗接種作為預防瘟疫的時代開始了。

200 年的努力　使天花絕跡

　　這個故事更有一個圓滿的結局。到了 20 世紀下半葉，在世界衛生組織的呼籲和美國醫生安德遜 (D.A. Anderson) 的帶領下，各國積極推行天花疫苗的全民接種。結果，自 1977 年最後一樁病症在非洲發生之後，這個病再也沒有出現過。

　　1980 年，世衛宣布了天花的絕跡。（但從另一個角度看，詹納醫生以為疫苗可以令天花絕跡的願望，卻在 200 年後才能實現。這說明要戰勝一個疾病乃是多麼不容易的一回事。）

　　今天，發展出應對不同疾病的疫苗，已經成為了醫藥界的一項重大課題。對於藥廠來說，不用說這牽涉到巨大的商業利益。迄今為止，多種傳染病（如霍亂、傷寒、黃熱病、流行性感冒等）的疫苗皆已面世並造福人類。可是另一方面，如瘧疾、愛滋病、登革熱、傷風等的疫苗卻一直未能研製成功，或至少未能廣泛應用。

讓我們回到疫苗的科學之上。疫苗按性質可以分為減毒活疫苗(live-attenuated vaccine)、滅活疫苗(inactivated vaccine)、亞單位疫苗(subunit vaccine)、病毒載體疫苗(viral vector vaccine)、以及信使RNA疫苗（又稱mRNA疫苗）等多種。其中除了第一種含有活的生物體外，其餘的都不含有活

🕶️Ⓣ聚焦科技
開發新藥有陰謀？

　　有能力開發疫苗的大藥廠(big pharmaceutical firms，簡稱 Big Pharma)，多年來受到種種批評：由於藥廠以盈利為本，研發醫治富裕國家流行病的藥物和疫苗，自是比研發貧窮國家的來得賺錢。結果是，很多折磨著眾多貧窮國家人民的疾病（主要為傳染病）長期被忽視。

　　此外，一些藥物即使同時適合貧國人民之用，但高昂的藥價卻超出他們的負擔。而當貧國嘗試自己生產這些藥物時（稱為仿製藥，正式名稱是「學名藥」generic drugs），卻往往面對大藥廠以有違專利權而遭到起訴，除了停產還要付上巨額賠償。

　　大藥商的壟斷（專利權和高昂藥費）是一個龐大而複雜的問題，有興趣的朋友，可以參看 *Big Bucks, Big Pharma*（2006）和 *Big Pharma: Gaming the System*（2020）這兩部紀錄片。劇情片方面，則可參看《無國界追兇》（*The Constant Gardener*, 2005）、《謎離藥謊》（*Side Effects*, 2013）、和《我不是藥神》（2018）等。當然，有關的指控有多少屬實，還需大家有fact-check精神、進一步的探究才可得出結論。

物。但因篇幅關係,我們無法在此詳述每一種背後的科學原理。

就新冠肺炎而言,由輝瑞藥廠 (Pfizer) 和 BioNTech (德國生物科技公司) 共同研發的「復必泰」疫苗 (Comirnaty/BioNTech),以及由美國政府和莫德納藥廠 (Moderna) 合作研發的「莫德納」疫苗 (Spikevax/Moderna) 屬「信使 RNA 疫苗」;由強生公司 (Johnson & Johnson) 研發的「強生 / 楊森」疫苗 (J&J/Janssen),以及由牛津大學與阿斯利康公司 (AstraZeneca) 研發的「阿斯利康」疫苗 (AstraZeneca) 則屬於「病毒載體疫苗」;至於諾瓦瓦克斯公司 (Novavax) 研發的「諾瓦瓦克斯」疫苗 (Novavax) 則屬於蛋白亞單位疫苗 (protein subunit vaccine)。

除了上述最常用的新冠疫苗外,一些國家和地區也使用自己研發的疫苗,例如中國大陸使用「科興」(Sinovac/CoronaVac) 和「國藥」(Sinopharm),以及台灣則曾經使用的「高端」和「聯亞」等。

這兒特別值得一提的是 mRNA 疫苗。這是疫苗科技上的一大突破。雖然有關的原理在上世紀 80 年代末已被發現,但在應用上的重大發展,則有賴這次新冠肺炎大爆發而引起的迫切需求。如果說大瘟疫是否也帶來某些好處,這可說是其中之一。

聚焦科學
S 解構！信使RNA疫苗

要明白「信使RNA疫苗」的操作原理，我們先要了解「刺突蛋白」（spike protein，簡稱 S protein，又稱棘蛋白）是什麼回事。原來不少病毒的表面都會有一組至兩組突起的蛋白質，它們可以和被入侵的宿主細胞的表面組織結合，然後將細胞膜破壞，令病毒可以長驅直入。

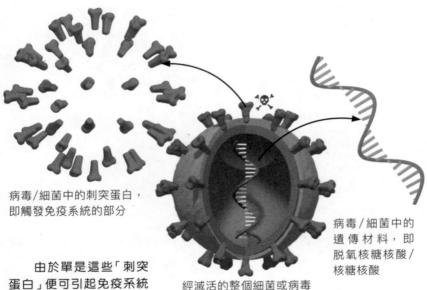

病毒/細菌中的刺突蛋白，即觸發免疫系統的部分

經滅活的整個細菌或病毒（即傳統滅活疫苗）

病毒/細菌中的遺傳材料，即脫氧核糖核酸/核糖核酸

由於單是這些「刺突蛋白」便可引起免疫系統的強烈反應，數十年來，醫學界都在研究如何利用它們製造一種全新類型的疫苗。近年來，科學家透過基因改造技術製成不同的「信使RNA」（mRNA）片段，已逐步將這個構思變成現實。

為了安全，傳統的疫苗只會將大幅弱化和經過滅活處理的細菌和病毒注射到人體，但這始終帶有一定風險。mRNA疫苗卻採取了截然不同的原理——它不包含任何病原體。

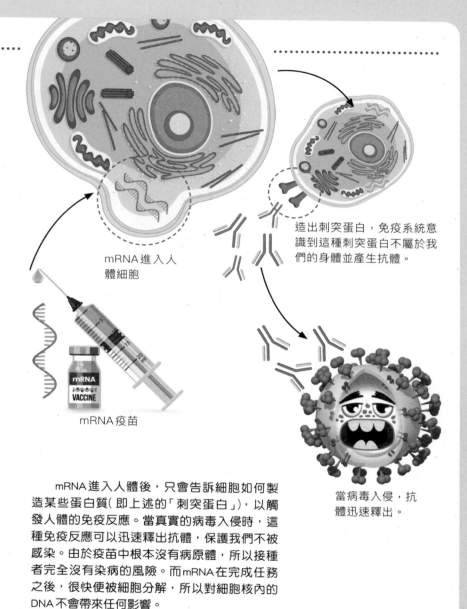

mRNA 進入人
體細胞

造出刺突蛋白，免疫系統意
識到這種刺突蛋白不屬於我
們的身體並產生抗體。

mRNA 疫苗

當病毒入侵，抗
體迅速釋出。

　　mRNA 進入人體後，只會告訴細胞如何製
造某些蛋白質（即上述的「刺突蛋白」），以觸
發人體的免疫反應。當真實的病毒入侵時，這
種免疫反應可以迅速釋出抗體，保護我們不被
感染。由於疫苗中根本沒有病原體，所以接種
者完全沒有染病的風險。而 mRNA 在完成任務
之後，很快便被細胞分解，所以對細胞核內的
DNA 不會帶來任何影響。

可以看出，要製成有效的疫苗，我們必先破解有關病毒的「刺突蛋白」的組成和結構。但隨著病毒的傳播，這些蛋白會因為基因突變 (genetic mutations) 而出現不同的形態。這正是病毒出現「變異株」(variants) 的主要原因。也就是說，疫苗的研發必須與蛋白變異競賽，否則舊有的疫苗有可能無效。

必須指出的是，上述的疫苗大多要分階段地接種多於一次 (約 3 次甚至 4 次) 才能充分發揮效用，而接種後偶然會引致一些不良反應，嚴重的甚至死亡 (屬非常罕見)，這可說是我們對抗疾病時不得不付出的代價。

演化的代價　免疫系統失控

由於新冠病毒曾經出現多次變異而產生 alpha、beta、gamma、delta 和 omicron 等病毒株 (virus variants)，人們曾經憂慮，之前研發的疫苗是否會失效。幸好事實證明，這些疫苗對變種的病毒仍有一定的保護作用。

其實，在生物演化的歷程上，宿主在對抗病原體之時，也付出了沉重的代價。我們的免疫系統本來為了對付外敵而發展，但它偶然會失控而把宿主本身的細胞當作入侵者來攻擊。一些可怕的「自體免疫疾病」(autoimmune diseases) 如全身性紅斑狼瘡 (systemic lupus erythematosus) 和類風濕性關節炎 (rheumatoid Arthritis) 等便是這樣出現的。此外，非洲不少人

患上的鐮狀紅血球貧血症 (sickle-cell anemia)，亦是因為要對抗瘧疾而導致的一種遺傳病。

正如宿主和病原體的鬥爭一樣，科學家和病原體之間也存在著一場永無休止的競賽。病毒的變種可以令原先的疫苗和治療方法失效。而在細菌導致的疾病方面，我們在上文已看過，隨著愈來愈多的細菌對一向行之有效的針對性抗生素產生耐藥性，我們在面對一些疾病時，已經到了沒有抗生素可用的「彈盡」境地。（研究顯示，畜牧業大量使用抗生素，是導致高耐藥性湧現的原因之一。）

聚焦科技
疫苗的「都市傳說」

疫苗的「都市傳說」繁多，廿多年來傳得最烈的可說是「嬰幼兒疫苗會導致自閉症」。今天，在較為發達的國家，嬰兒自出生至四五歲期間，都會接種多種疫苗以預防不同的傳染病（大家可查閱香港衛生署的網站，以了解本港的「兒童疫苗接種計劃」）。1998年，權威醫學期刊《柳葉刀》(The Lancet，又譯作《刺針》) 刊登了一篇論文，指出疫苗接種可能和兒童出現自閉症 (autism) 有關。

後來醫學界認為這個聲稱實毫無根據，論文於數月後被期刊撤回，但傳媒的廣泛報導已經引起公眾的恐慌。自此以來，不少父母（主要在西方）拒絕讓子女接種疫苗，結果是兒童受傳染病感染的個案明顯上升，一些甚至因而死亡。這個不幸的例子顯示，我們的判斷必須基於科學，而不應輕信謠言。

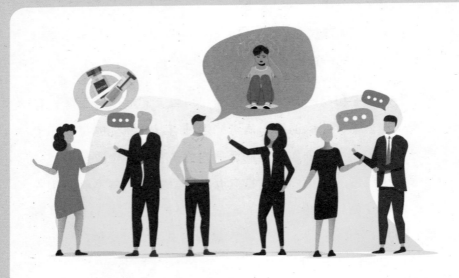

　　大瘟疫期間的另一個爭議，是有關疫苗接種的政策。不用說疫苗接種是戰勝瘟疫的關鍵手段，但與口罩令、家居令和限聚令等限制自由（因此亦引起一定抗拒）等措施不同，瘟疫接種是要將一些外來的異物注射到人的體內，所以除非自願，否則過程必然涉及武力而嚴重違反人權。結果是，即使最專制的政府也不敢頒發接種令，而只能以「疫苗通行證」等手段鼓勵人民接種。

　　然而，「沒有接種疫苗不容許上班」等規定惹來很大的反響。在一些西方國家，這還跟「反建制」思潮、對政府的不信任和各式的陰謀論串連起來，形成了一股「反疫苗運動」（Anti-vax movement）。最嚴重的一次事件發生於2022年初，加拿大的數百名大型卡車司機駕車堵塞了美、加邊境的多個關卡，令交通陷於癱瘓近3個星期。最後加拿大政府頒布了歷史上首次「緊急狀態令」，遣派軍警武力清場，事情才告一段落。

07

社會如何阻止
疫症重演？

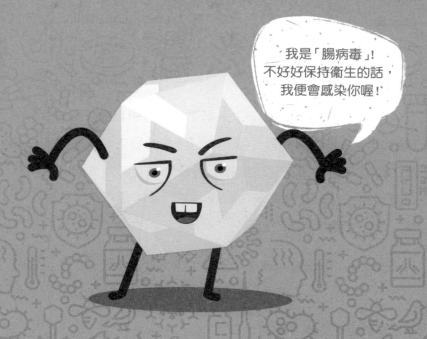

我是「腸病毒」！
不好好保持衛生的話，
我便會感染你喔！

社會如何阻止
疫症重演？

清晰透明的通報機制

一個社會要防止瘟疫的爆發和蔓延，最重要是政府和人民都對事態擁有高度警覺和危機意識。上文反覆強調，「以為人類已經戰勝了傳染病」這個想法是完全錯誤的。人類可能很快便能登陸火星，但一個小小的病毒，也可以令世界幾乎「停擺」。不要忘記COVID-19的死亡率屬於偏低，假如死亡率有10％或以上，後果便不堪設想。

具體而言，我們必須建立一個清晰、透明和高效率的傳染病「通報機制」（reporting system）。慘痛的歷史教訓是，不少瘟疫的蔓延，都是因為延誤通報，甚至刻意隱瞞造成的。無論是公營還是私營的醫療系統，對評估和通報各類傳染病的疑似疫情，都必須備有清晰的指引。

COVID-19爆發初期，中國醫生李文亮提出警告，不但沒有

受到當局重視，反而遭受打壓，是一個十分尖刻和慘痛的教訓。

　　再宏觀地看，一趟疫情的爆發有多嚴重，以及造成多大的傷亡，往往視乎某個社會／國家的醫療體制有多完善，而這與社會的富裕程度有密切關係。但凡事不能一概而論，美國遠較台灣富裕，但就以新冠肺炎為例，美國對疫情的控制卻落後得多。醫療政策對國民健康的影響，也可從美國與古巴之間的比較看得清楚。雖然古巴的富裕程度跟美國相差很遠，但她的嬰兒夭折率較美國的低，而人民的平均壽命則較美國的高。這個事實告訴我們，「政策」和「科技」必須並進，才可達到最佳的效果。

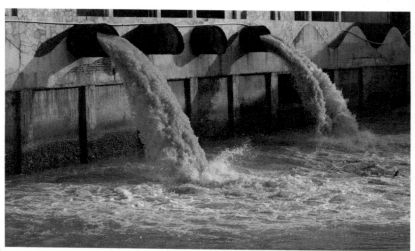

不少國家賠上生態以追求經濟發展，然而社會富裕與醫療體制完善與否未必是正相關的。

現在讓我們看看防疫的基本原理。防止疾病的最佳方法是保持環境衛生和擁有強健的體魄，這個常識當然絕不新鮮，可惜經歷了數千年的文明進步，以及醫學治療（不論知識和技術）的長足進展，要實踐這個道理卻仍是知易行難。我們在〈影響人類文明的神秘力量〉一章看過，因為不良飲食習慣、缺乏運動、生活壓力和環境污染等因素，現代人的健康狀況，平均來說可能較我們數萬年前的祖先還要差。

我們自小便已被教導「食飯前、洗洗手」這個基本的衛生習慣。但大家是否知道，這個習慣成為醫學界的定論，實是非常晚近的事情？

19世紀初期，維也納（奧地利首都）有一所很有名的醫院，其中有兩間婦產科診所。在第一間診所負責接生的，主要是醫生和醫科學生；而在第二間診所負責接生的，則是地位差一大截的助產士。但令人難以理解的是：第一間診所的產婦死亡率，平均較第二間的高出一倍有多！

170年前才發明「洗手」？

經過了深入的分析，當時負責主管這兩間診所的醫生薩穆爾維斯（Ignaz Semmelweis）終於在1847年找到謎團的答案。原

來第一間診所的醫生和醫科學生不單負責接生，也會做醫學研究如解剖和驗屍。在這些工作後，他們無意中把屍體的病菌傳染給孕婦，以致令她們染病甚至死亡。

基於這個結論，薩氏著令所有醫生與醫科學生在解剖屍體後，必須以消毒液把雙手徹底洗淨，才能為孕婦接生。果然，單就這個簡單的措施，便把第一診所的產婦死亡率降低近九成之多。不幸的是，薩氏的工作沒有得到同行的讚賞，反而受到嘲笑，至令他鬱鬱而終。

將時間推後170年，今次是民眾（及至政治領袖）不理會醫學界的勸喻。「新冠肺炎」肆虐全球的初期，歐美不少國家的人都不適應出外戴口罩，視為荒謬可笑的行為。結果，由於沒有口罩的保護，歐美疫情有如野火燎原。更荒謬的是，一些堅持帶口罩的人，在公眾場所反被那些不肯帶口罩的人嘲笑甚至責罵。人們沒有汲收這個慘痛教訓的話，下次再有瘟疫時恐怕只會歷史重演。

防疫措施的科學原理

經歷了「新冠肺炎」，大部分人對如何防疫都有了基本的認識，但你知道各種防疫措施蘊含的科學原理嗎？

1 個人衛生和洗手。以肥皂／梘液洗手，如果不方便則使用含有酒精的消毒液也可。留意洗手不能馬虎，每次的時間最好超過30秒。肥皂之能殺毒，是因為病毒往往由一層脂肪酸（fatty acid）所保護，而肥皂中的鹼性成分會破壞脂肪酸，令病毒解體。正如前文所所述，未清潔雙手前不應進食及搓拭眼睛和鼻子，以免病原體乘虛而入。

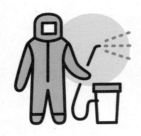

2 環境清潔衛生，必要時對公眾經常出入的地方（及經常觸摸的面積，如門的把手和電梯按扭等）消毒得頻密一點。我們出外返家後，如果去過多人聚集的地方，也應盡快把衣服鞋襪等洗滌或消毒。

聚焦科技
為什麼消毒酒精濃度是75%？

　　這兒我們也要對最常用的酒精殺菌原理有點兒了解。一般消毒用酒精都不是純酒精，而是加了水分的70至75%酒精。原因是酒精之可以殺菌，是因為它令細菌中的蛋白質出現凝固現象（coagulation），從而令細菌的新陳代謝停頓。但假如酒精的濃度過高，細菌表面的蛋白質會急速凝固，形成一層保護膜，從而阻止酒精進一步滲入細菌體內。因此，100%的酒精殺菌效果反而會較差。

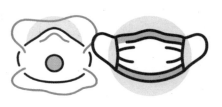

3 出外時佩帶口罩，其間必須完全遮蓋口鼻。口罩要經常替換，而且丟棄時也要小心處理，以免污染環境。

4 保持社交距離 (social distancing)，新冠肺炎期間的建議，是人與人之間最少相隔1.5米。盡量避免前往人多聚集的高危地區及與陌生人共膳。

5 若懷疑自己染病，絕對不要上學或上班，同時要盡快求醫。

以上只是一些基本的守則。一個有趣的問題是，在茶樓酒館用膳時，我們傳承家人的做法，用茶壺的熱水來洗滌餐具。但這些熱水一般遠遠低於攝氏100°C，這樣做是否有用呢？

答案是，大部分細菌和病毒確實在攝氏70°C左右便會死掉，所以單從溫度看應有一定效用。問題是要發揮效用，這個溫度一般要維持至少15分鐘，所以我們在酒樓洗滌的那10多秒，可說是自我安慰居多。當然，如果器皿上附有黏著細菌和病毒的塵垢，熱水把塵垢洗掉也是有益處的。

此外，家居清潔用的漂白劑 (bleaching agent) 也有很好的消毒作用。一般而言，1:99的稀釋溶液已經足夠，如果要清

潔特別污穢的表面，可以用較濃的1:49溶液。但有一點要留意的，就是稀釋時不能用熱水，因為高溫會破壞漂白劑的有效成分 (未稀釋的漂白劑腐蝕性強，故不應直接使用)。

消除病原體滋生條件

清潔環境方面，我們當然要按情況採取針對性的措施。假如爆發的是鼠疫，滅鼠是首要任務；是登革熱的話，首要任務將是滅蚊；要防禦狂犬症爆發，為所有狗狗注射疫苗是當務之急。但更為重要的，是消除病原體和有關載體的滋生條件。就蚊子而言，就是消除一切積水。總的來說，一個潔淨的環境是預防瘟疫爆發的最佳保證。

在貧困的熱帶國家，保持環境清潔並不容易。資源有限之下，想防止蚊叮的疾病傳播，睡覺時有蚊帳 (bed net) 的保護，可能是最具成本效益的方法。當然，赤貧的人家或許連蚊帳也

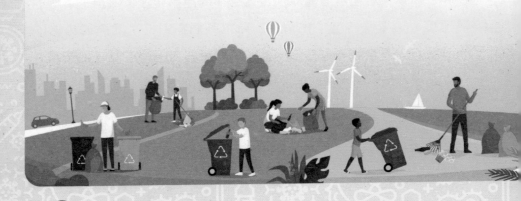

無法負擔，是以過去數十年來，一些國際慈善團體把蚊帳捐贈列為重要的工作之一。

即使在發達地區如香港，假如我們前往蚊子活躍的鄉郊地方，穿上長褲和長袖衫，以及預先噴驅蚊劑或貼上驅蚊貼等，都是應有的常識。

另一個與環境有關的問題是必須保持空氣流通。要知病原體的空氣濃度，是我們會否染病的決定因素之一。如果濃度不高，我們即使吸入了，免疫系統也能夠殲滅它們。但假如濃度很高，則免疫系統會應付不了。

如果我們在室內而其中有帶菌者，空氣流通（必須有鮮風輸入而「換氣率」達到某一水平）可以令病原體濃度（嚴格來說是載有病原體的氣溶膠）保持在一個偏低的水平。現代的室內公眾場所（如食肆和健身中心）大多有中央空氣調節系統，而空氣會長時間循環不息。為了減低感染風險，我們便必須加強系統的「換氣」功能。

負壓病房如何隔離病毒？

瘟疫蔓延期間，一個重要的防控措施是把染病的人隔離（quarantine），以截斷傳染鏈。雖然古代的人沒有「病原體」的科學概念，卻已透過實踐明白到這個道理。中國古代，《秦律》

（即第一個大一統王朝秦朝的法律）規定麻瘋病人要送往「癘遷所」與一般人分隔。《漢書》（記錄西漢歷史的史書）則記載：「民疾疫者，舍空邸第，為置醫藥」，即騰空一些住宅作為患者的隔離區域，並集中治療。

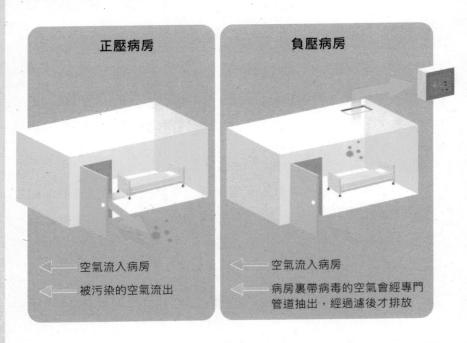

正壓病房

負壓病房

← 空氣流入病房
← 被污染的空氣流出

← 空氣流入病房
← 病房裏帶病毒的空氣會經專門管道抽出，經過濾後才排放

　　即使到了今天，隔離仍是極重要的防疫措施。設備完善的醫院一般設有「隔離病房」（quarantine wards），這些病房必須維持「負壓」（negative room pressure），即房內的氣壓較周遭的低，因為這樣的話，房內的空氣便難以向外擴散，而病菌不會外泄。

三 聚焦工程

臨時檢疫醫院

假如隔離病房不敷應用，政府會特別徵用現成的房舍，甚至臨時搭建院舍應用。例如新冠肺炎爆發初期，香港政府便曾經徵用剛落成的公屋駿洋邨（位於新界火炭）作此用途，後來則在香港機場的亞洲國際博覽館（因為更寬敞和遠離市區）建立社區治療中心，及後更在大嶼山的竹篙灣興建了臨時檢疫中心和隔離用的「方艙醫院」。

然而，即使能夠迅速把患病的人隔離，由於很多傳染病都有潛伏期，而帶菌者並無徵狀，所以仍是無法完全截斷傳染鏈。所以，一系列「保持社交距離」、「口罩令」甚至「限聚令」的措施仍然有所必要。

所謂限聚令，是指政府明令禁止多於某一指定數目的人聚集。視乎疫情的嚴重程度，這個數目或大或小。不用說，這對社會的正常運作帶來嚴重的影響。所有旅行團、宗教集會、體育賽事、喜慶宴會、婚禮、畢業禮……都因此而陷於停頓。

香港在疫情最嚴峻之際，政府曾經勒令圖書館、博物館、文娛體育中心、大型主題公園／遊樂場、戲院、酒吧、美容院、健身室等停業。食肆則每枱最多只能夠坐2人，並在傍晚6點前關門。

一些國家在推行「封區」時更實施「居家令」，並限定每個家庭每天（甚至每幾天）只能夠派一個成員出外購買糧食和日用必需品。一些國家更曾經推行「宵禁」，即由傍晚至翌日清晨時分，嚴禁任何人出外。

一個群組可引爆多條傳染鏈

　　瘟疫期間，即使我們如何防範，偶然也會爆發群組性感染。例如香港便曾出現「宗教聚會群組」、「跳舞群組」、「酒樓群組」和「健身中心群組」等。遇到這種情況，必須盡快執行「源頭追蹤」，找出有關的「緊密接觸者」並進行檢測，必要時更要強制隔離，以把傳染鏈截斷。

　　不要以為上述都是「常識」，一些國家的元首也會對政府頒布的防疫條例掉以輕心甚至知法犯法，例如英國前首相鮑里斯‧約翰遜（Boris Johnson）便因為在防疫期間違反「限聚令」在首相府舉行派對，結果被揭發和猛烈抨擊，最後引疚辭職。

　　以上是「境內」（一個城市以至一個國家）的防疫措施。如果考慮到「境外」輸入的風險，最嚴厲是完全封閉邊境，次之是要來訪的人出示最近（例如48小時之內）所作的病原體核酸檢測的陰性報告，證明他們沒有受感染才准予入境。

聚焦科技 ·····························
快測與核酸有什麼分別

　　這次大瘟疫期間，兩種被廣泛應用的檢測是「快速抗原檢測」（rapid antigen test，簡稱 RAT）以及「聚合酶連鎖反應檢測」（polymerase chain reaction test，簡稱 PCR test）。兩者皆需要採集鼻腔裡的黏液（或深喉唾液）以作分析。前者的好處是簡易和快捷，一般在 15 至 20 分鐘之內便可得出結果，但缺點是在病毒量較高時才能準確偵測。由於受感染人士初期的病毒量一般不高，所以可能出現「漏網之魚」（即「假陰性」）。

　　至於 PCR 檢測，因為採用專業的精密儀器進行分析，所以需要的時間較長，費用也較昂貴。但它的優點是非常靈敏，即使病毒量偏低也可以偵測出來。「聚合酶連鎖反應」技術的出現，是近代生物醫學的一場革命。

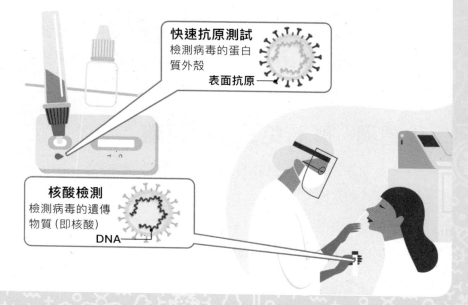

快速抗原測試
檢測病毒的蛋白質外殼
表面抗原

核酸檢測
檢測病毒的遺傳物質（即核酸）
DNA

在以往，要複製DNA片段的唯一方法，是用一種特別的技術，把DNA放進一枚細菌裏。細菌分裂時，這段DNA也會被複製。經過了多次分裂，倍增的DNA物質會被抽取和淨化。不過，這個方法非常繁瑣，而且耗費時間和金錢，所以不適合應付緊急情況和大規模應用。革命性的改變來自生物學家凱利・穆里斯(Kary Mullis)於1983年發明的「聚合酶連鎖反應」複製法。穆氏利用一種名叫「DNA聚合酶」的酵素，將我們要研究的DNA片段在短時間內複製數十億倍。自此，基於DNA分析的科學鑑證、遺傳疾病診斷、親子鑑定和病毒感染檢測等，皆成為我們生活的一部分。

另一個方法，是要求入境者強制隔離(當事人自費在指定酒店隔離是常見的安排)，待過了潛伏期的14天觀測並再做檢測，證實無礙才讓他們進入社區。(隔離時間的長短雖然有一定科學根據，但也牽涉其他的考慮因素，以香港為例，這個「入境者強制隔離期」便曾經由最長的21日下調至14日，再下調至7日及至3日。)

我們與「群體免疫」的距離

大規模疫苗接種計劃最終想達致的，是「群體免疫」(herd immunity)的狀況。這是指社群中已有很大比例的人，對傳染病擁有免疫力，結果病原體難以散播，而即使沒有接種疫苗而缺乏免疫力的人(如嬰兒)也會受到保護。

　　這個比例要多大，視乎疾病的傳染率有多高。以新冠肺炎為例，撇開已患病的人不計，疫苗接種計劃必須遍及人口的70%或以上，群體免疫才有機會發揮作用。

S 聚焦科學
按局勢調節抗疫策略

　　2020至2022年的「新冠病毒肺炎」（COVID-19）一役，帶出了一個重大的策略爭議，那便是應該盡快達至「群體免疫」而「與病毒共存」，還是應該嚴厲堅持「封鎖措施」以達至「清零」（將病毒殲滅）的效果？

　　在瘟疫初期，各國政府都只能夠「摸着石頭過河」，但在政策上皆有不同的傾向。例如英國時任首相約翰遜（Boris Johnson）便傾向「放任自流」以培養「群體免疫力」，結果在短期內導至大批人民染病和死亡。另一方面，中國則採取了「堅壁清野」政策（不惜令社會近乎停擺）而希望達至「清零」，3年下來也付上了沉重的代價。而在這兩個極端之間，各國都因應形勢不斷調節抗疫策略。這些試錯與成敗的經驗，都成為了傳染病學和公共衛生管理的珍貴教材。

88

我們能
汲取教訓嗎？

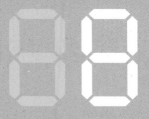

我們都是疫苗！
不過我們的製造原理
是不一樣的。

滅活疫苗

mRNA 疫苗

8

我們能汲取教訓嗎？

　　過去大半個世紀，兒童疫苗接種，在全球各國逐步發展起來。這是人類對抗傳染病歷程上的一個重大里程碑。世界各地的幼兒夭折率（通常指5歲以下的死亡率）顯著下降。自此，因夭折而導致的巨大人類苦楚（不單是幼兒的痛苦，也包括父母及至整個家庭的痛苦）大幅減少。

　　上世紀70年代末天花絕跡，以及各種重要的傳染病如霍亂、肺結核、傷寒、痢疾、白喉、麻瘋等在發達國家亦近乎消失（香港的喜靈洲麻瘋病院在1975年關閉），為人們帶來了極大的鼓勵。不少人樂觀地以為，人類徹底戰勝傳染病的目標已是指日可待，而瘟疫肆虐的惡夢，將成為歷史。

　　但好景不常，80年代冒出的愛滋病和瘋牛症，以及後來陸續爆發的禽流感、SARS、中東呼吸綜合症、豬流感、登革熱、伊波拉病毒、寨卡病毒，以及最近的新冠肺炎等，令我們清楚

地看出，瘟疫不但沒有消失，還如影隨形地伴隨著人類跨進21世紀。

新冠肺炎的教訓是深刻的，但人類真的會汲取這次教訓，而在社會、經濟、醫療制度，乃至日常生活習慣方面作出重大改變，以避免歷史重演嗎？抑或他會繼續因為貪圖方便和享受，很快便會鬆懈下來，將慘痛的教訓拋諸腦後？

回顧2003年的「沙士」一疫，各國政府皆成立了專家小組，提出多項防止歷史重演的公共衛生措施，可惜其中大部分都被束之高閣而沒有落實。

破壞生態　恐釋放遠古細菌

放眼世界，我們即會看出，掉以輕心是我們絕不能做的事情。人類繼續不斷以「經濟發展」為由，侵佔和破壞僅餘的自然生態（如巴西正大舉「開發」亞馬遜森林）。環境巨變下，病原體不斷變種；被摧毀的生態，釋放出愈來愈多我們所知不詳的病原。原本感染黑猩猩的HIV愛滋病毒和伊波拉病毒，相信就是這樣轉移到人類身上的。展望將來，瘟疫爆發的風險不是小了，而是大了。

科學家更為憂慮的是，全球暖化帶來氣候變遷和生態失衡，亦令瘟疫爆發的風險增加。請試想想，在暖化的大趨勢下，原

本是亞熱帶的地區將逐步變成熱帶、原本是溫帶的地區則漸漸變成亞熱帶、而原本屬寒帶的地區則會變成溫帶……過去數十年來，很多不應在溫寒帶出現的蚊蟲已經因此而出現，不少熱帶疾病正在蔓延至溫帶、甚至寒帶地區。由於當地的人對這些疾病毫無免疫力，疫症一旦爆發，後果是不堪設想的。

一個相關的憂慮是，隨著溫度上升，凍土（tundra）和冰原大幅融化，一些蟄伏了上百萬年的古細菌、古病毒可能重現人間。大家可能知道，近年不少史前的長毛象遺骸的「出土」，而這正是西伯利亞變暖和凍土融化的結果。伴隨著這些長毛象出土的自然有其他生物，包括微生物。不用說，人類對這些微生物缺乏免疫力，而受到感染的話，「火星人死於地球傷風菌」的情節便有可能成真。

事實上，俄羅斯位於西伯利亞北部的亞馬爾半島（Yamal Peninsula），便曾於2016年爆發了一次神秘的炭疽菌（anthrax）感染事件，其間數十人染病，一名兒童不幸死亡。研究顯示，病菌乃來自一頭死去大半個世紀的馴鹿。牠的屍體埋藏於凍土之下，但異常的高溫令凍土融解，病菌於是重現人間。科學家擔心，這是未來趨勢的預兆而已。

瘟疫的禍患不一定來自直接的人體感染。同時令人憂慮的，是可以大規模侵害各種農作物的瘟疫，如上文提過的愛爾蘭「馬

鈴薯疫病」（Potato Blight）和近年影響穀物的「稈銹病」（stem rust）等。有誰知道，可以導致糧食短缺的一趟大瘟疫會於何時爆發呢？（科幻電影《星際啟示錄》（Interstellar，2014）開場時便作了類似的假設。）

生物武器技術　日趨成熟

另一項令人憂慮的發展，是作為生物武器而炮製的瘟疫。科學家指出，隨著基因改造技術愈來愈發達，要製造出傳染力和殺傷力特強的細菌和病毒並不是很難的事情（至少比發展核子武

Ⓢ 聚焦科學
「凍土計時炸彈」的夢魘

早於1996年，歐盟的科學家指出，以工業革命前期的1850年起計，如果地球的平均溫度升逾攝氏2℃，便有50%的機會導致全世界的凍土（tundra，主要在西伯利亞、北美洲北部、青藏高原等地區）全面融解，從而釋放出大量甲烷（methane）氣體。由於甲烷的吸熱能力較二氧化碳高出很多，全球暖化災劫將會變本加厲。

2015年在巴黎召開的聯合國氣候峰會，將「必須竭力將升溫控制在2℃之內」寫進了《巴黎氣候協議》（Paris Agreement）。但自此以來，各國在「減排」（即取締化石燃料的使用）的道路上皆進展緩慢。科學家估計，按照現時的發展趨勢，「2℃」這個「危險警戒線」將會於本世紀中葉被超越。假如凍土真的因此大幅融解，後果將會不堪設想。

器容易）。這些武器用於戰爭的話，固然會帶來災難性的後果。但若被恐怖分子獲取，用來施襲，又或是病原體意外地從實驗室外泄，都是叫人寢食不安的夢魘。

最可怕的一種情況，是發動攻擊的一方（無論是國家還是恐怖組織）事先研發出有關的疫苗／解藥。若此則他們可以肆無忌憚地向敵人施放瘟疫，而自己不怕受到感染。

無怪乎早於上世紀末，一些有識之士即已指出，如果人類無法盡快力挽狂瀾（包括極速「去碳」，即取締一切化石燃料的使

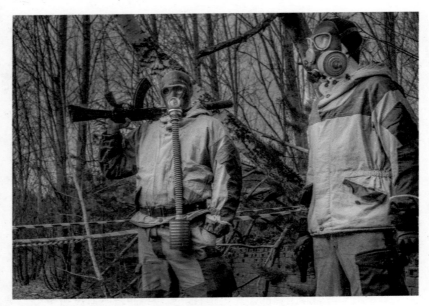

生化武器與核武可說是現代戰事最可怕的兩大夢魘。

用),從而阻止生態環境的加速崩潰,那麼21世紀可能成為一個「大瘟疫世紀」。果真如此,我們過去數年所經歷的瘟疫,將只是一趟預演。

不少科學家已經宣稱,地球上正出現生物史上的「第六次大滅絕」(The Sixth Extinction),但這次的成因並非自然環境變遷,或是好像導致恐龍滅絕的太空隕石,而是人為的生態破壞。所謂「天作孽,尤可恕;自作孽,不可活」,不幸這正是今天人類的寫照。

這次「大滅絕」背後的「殺手」,既包括人類對生物棲所(habitats)的肆意摧毀,也包括愈來愈頻繁的殺人熱浪,特大的洪災和持續而廣泛的旱災、超級猛烈的風暴、海平面上升、糧食短缺......但肯定不會缺席的,是愈來愈可怕的大瘟疫......

不應無限追求「經濟增長」

要應付上述種種挑戰,需要國際上的通力合作。在這方面,聯合國和轄下的世界衛生組織固然要肩負起更大的責任,但更重要的,是我們必須改變以無限經濟增長為本的工業文明,以及以利潤最大化為主導的資本主義經濟運作模式。

在社群和個人的層面,除了大力支持各種環保措施外(包括支持各國政府引入「碳稅」而實現「去碳」),保持社區衛生,以

及培養更健康的生活習慣以增強個人的體魄，仍然是防止瘟疫重臨的不二法門。

展望未來……

與其他天災人禍一樣，每逢大瘟疫肆虐，首當其衝的必然是貧苦階層，在國際上則是貧窮落後的第三世界國家。世衛明確指出，在這個超級富裕的世代，這些國家無論在疫苗還是治療藥物方面都嚴重缺乏，而富裕國家則往往出現疫苗庫存過剩的情況，這是可恥和完全不可接受的。

也就是說，「消滅貧窮」（聯合國成立時繼「消滅戰爭」的第二大宗旨）也是對抗21世紀大瘟疫浪潮的重要組成部分。

社運分子蘇珊・喬治（Susan George，美國作家）語重深長地說：「雖然有些人住在頭等艙，而另一些人則住在底層的大艙，但我們都乘坐在同一艘鐵達尼號之上。」另一著名的箴言 ——一度流傳為美國《獨立宣言》起草人傑弗遜（Thomas Jefferson）所說 —— 則是「自由的代價是永恆的警惕。」（Vigilance is the price of liberty.）如果我們將「自由」換成「健康」，道理當然也是一樣。請記著：「未發生」不等於「不會發生」。要防止21世紀成為「大瘟疫世紀」，這兩句話都是我們必須謹記的。

Ⓢ 聚焦科學
地球上5場生物大滅絕

　　古生物學家的研究顯示，在多細胞生物蓬勃發展的最近6億年，地球上出現過5次重大的生物滅絕事件，它們分別是：

- 約4億5,000萬年前的「奧陶紀—志留紀滅絕事件」（Ordovician-Silurian Extinction Event）；
- 約3億6,000萬年前的「晚泥盆紀滅絕事件」（Late Devonian Extinction Event）；
- 約2億5,000萬年前的「二疊紀—三疊紀滅絕事件」（Permian-Triassic Extinction Event）；
- 約2億年前的「三疊紀—侏羅紀滅絕事件」（Triassic-Jurassic Extinction Event）；
- 約6,500萬年前的「白堊紀—古近紀滅絕事件」（Cretaceous-Tertiary Extinction Event）

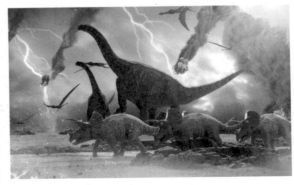

　　上述五大滅絕發生時，不用說人類還遠未出現。對人類而言，至關重要的是最後的一趟，因為統治地球近一億5,000萬年的恐龍就是在這趟「白堊紀大災難」（Cretaceous Catastrophe）中滅絕的。如果恐龍沒有滅絕，哺乳動物將難以崛興，而人類也可能不會出現。

延伸探究

書籍

1. *Microcosmos: Four Billion Years of Microbial Evolution* (1997)
    作者：Lynn Margulis & Dorion Sagan
2. *I Contain Multitudes: The Microbes Within Us and a Grander View of Life* (2016)
    作者：Ed Yong
3. *Superbugs: Deadly Microbes and the Extraordinary Race for a Cure* (2020)
    作者：Matt McCarthy
4. *A Planet of Viruses* (2021)
    作者：Carl Zimmer
5. *Immune: A Journey into the Mysterious System the Keeps You Alive* (2021)
    作者：Philipp Dettmer
6. *Ten Lessons for a Post–Pandemic World* (2020)
    作者：Fareed Zakaria
7. *Anthropocene: A Very Short Introduction* (2018)
    作者：Erle C. Ellis
8. *Enviromedics: The Impact of Climate Change on Human Health* (2017)
    作者：Jay Lemery & Paul Auerbach
9. 《生死時刻 — 對抗氣候災劫的關鍵十年》(2019)
    作者：李偉才

電影/紀錄片

1. *Outbreak* (1995)
2. *Contagion* (2011)
3. *Big Bucks, Big Pharma* (2006)
4. *Big Pharma: Gaming the System* (2020)
5. *The Constant Gardener* (2005)
6. *Side Effects* (2013)
7. 《我不是藥神》(2018)
8. *Interstellar* (2014)

《維基百科》條目

1. Global pandemic/全球大流行
2. Herd immunity/群體免疫
3. Vaccine/疫苗
4. Endemic disease/風土病
5. Pathogen/生物病原體
6. Nucleic acids/核酸
7. Proteins/蛋白質
8. Antibiotics/抗生素
9. Infection chain/傳染鏈

STEM 視野 03

小病毒 大疫症

作者	李偉才
內容總監	曾玉英
責任編輯	何敏慧
書籍設計	Yue Lau
相片提供	Getty Images

出版	閱亮點有限公司 Enrich Spot Limited 九龍觀塘鴻圖道 78 號 17 樓 A 室
發行	天窗出版社有限公司 Enrich Publishing Ltd. 九龍觀塘鴻圖道 78 號 17 樓 A 室
電話	(852) 2793 5678
傳真	(852) 2793 5030
網址	www.enrichculture.com
電郵	info@enrichculture.com
出版日期	2023 年 4 月初版

定價	港幣 $128　新台幣 $640
國際書號	978-988-75705-3-0
圖書分類	(1) 兒童圖書　(2) 科普讀物

支持環保　此書紙張經無氯漂白及以北歐再生林木纖維製造，並採用環保油墨。